U0391441

本成果受中国人民大学
北京高校"双一流"建设资金支持

重大突发公共卫生事件应急治理丛书

总主编　靳诺　刘伟

止于公开

重大公共卫生事件
与新闻发布

许颖　著

中国人民大学出版社

·北京·

总　序

　　2020年，注定是不平凡的一年。岁末年初，一场突如其来的新型冠状病毒肺炎疫情席卷全国、蔓延全球。这次新冠肺炎疫情，是新中国成立以来在我国发生的传播速度最快、感染范围最广、防控难度最大的一次重大突发公共卫生事件，严重威胁人民群众的生命安全和身体健康，给中国经济社会发展带来了极其严峻和复杂的挑战，对处于全面建成小康社会决胜期的中国来说既是一次危机，也是一次大考。

　　新冠肺炎疫情发生后，党中央高度重视，迅速作出部署，全面加强对疫情防控的集中统一领导。在习近平总书记的亲自动员、亲自部署、亲自指挥下，党中央、国务院密集出台了一系列政策措施，作出了明确的行动擘画。在"坚定信心、同舟共济、科学防治、精准施策"总要求的指导下，从中央到地方，从各级政府到城乡基层组织，从最高领导到普通民众，全国上下勠力同心，打响了一场疫情防控的人民战争、总体战、阻击战。

新冠肺炎疫情发生以来，中国人民大学全体师生秉持"始终与党和国家同呼吸共命运"的光荣传统，勇担社会责任，或主动投身抗"疫"一线，或倾力参与志愿服务，或积极为疫情防控捐款捐物，或通过各种渠道为危机化解建言献策。尤其值得一提的是，面对这一重大突发公共卫生事件，中国人民大学充分发挥"在我国人文社会科学领域独树一帜"的学科优势、人才优势、智力优势，组织学校法学院、习近平新时代中国特色社会主义思想研究院、社会与人口学院、新闻学院、公共管理学院、劳动人事学院、国家发展与战略研究院及学生工作部门等单位的专家学者，针对疫情防控中所涉及的公共卫生、社会管理、风险防控、舆情引导、高校管理等社会治理的关键领域进行了有针对性的重点研究，形成了这套"重大突发公共卫生事件应急治理丛书"。

综观世界历史，任何一个国家现代化发展的进程，都会跌宕起伏甚至充满曲折。近年来，我国重大突发公共卫生事件应急治理能力逐步加强，尤其在总结 2003 年抗击"非典"疫情工作经验的基础上，国家公共卫生管理法律法规不断健全，疾病预防控制体系基本建成，卫生应急管理体系和预案体系逐步建立。但必须清醒地看到，我们在应对这场突如其来的新冠肺炎疫情过程中，也暴露出国家在公共卫生应急治理体系和治理能力方面仍存在一些短板和不足。如何更好地提升对重大突发公共卫生事件的预测预警和防控能力？如何增强驾驭风险的本领、有效防范化解重大风险？如何进一步完善国家治理体系、提升国家治理能力？……一系列时代之问等待着哲学社会科学工作者去回答。只有精准界定存在的问题，才能够明确完善国家治理体系的改革方向，科学严谨地制定改革方案，从而有力地推动改革的具体实施。对于哲学社会科学工作者而言，这是责无旁贷的任务，也是光荣而伟大的使命。希望这套"重大突发公共卫生事件应急治理丛书"，能够为依法科学防控疫情提供有力的学术支撑，为疫后重建提出具体可用的政策建议，为国家治理体系的完善拓宽研究路径，亦为今后重大突发公共卫生事件的防控提供思路与方法。

丛书成书仓促，疏漏在所难免，有些建议不一定尽善尽美，还需要结合进一步的实践不断进行完善。不过，正因为存在可能值得讨论的细节，本丛书对哲学社会科学工作者而言，才更具有可读性标准和可研性价值。希望与诸位专家学者一道，通过深入的调查与实际的研究，促进对问题的思考和讨论，为政府建言献策，从而推动国家的发展与社会的进步。

丛书即将付梓之际，国内的疫情防控形势持续积极向好，取得了阶段性重要成果。"艰难困苦，玉汝于成"，中国政府和中国人民用实际行动诠释了中国力量、中国精神，展现了中华民族同舟共济、守望相助的家国情怀，彰显了中国共产党领导和中国特色社会主义制度的显著优势。习近平总书记在统筹推进新冠肺炎疫情防控和经济社会发展工作部署会议上强调："中华民族历史上经历过很多磨难，但从来没有被压垮过，而是愈挫愈勇，不断在磨难中成长、从磨难中奋起。"我们坚信，在党中央的坚强领导下，本次疫情防控人民战争、总体战、阻击战一定能取得最终的胜利！我们也坚信，经历此次疫情的重大考验，国家治理体系建设定会进一步完善，国家科学治理能力定会进一步提升，国家经济社会发展定会继续保持良好势头，中华民族一定能战胜磨难，走向新的辉煌！

　　是为序。

靳诺

2020 年 3 月

前　言

从有人类开始，就有了人类和疾病的斗争。

我国老一辈新闻学者任白涛先生在他的《综合新闻学》一书里提到过"原始新闻传播"的内容。几千年前北美的原始部族画在动物皮上、刻在木板上的"新闻"里有一个主题反复出现，那就是瘟疫的流行。

这些图画鲜活地记录了原始部族的生活，这些原始的"媒体""报道"瘟疫流行和我们现在的媒体报道重大公共卫生事件并没有本质的区别。

因为这样的事件发生后，无论是原始人类，还是我们现代人，都急切地需要相互传递情况、商量对策、沟通消息、交流经验……在这个过程中，人类的文明才得以进步和提升。

重大公共卫生事件发生后，需要有权威的新闻发布者（现代社会主要是指政府）把新事实、新问题、新变化、新动向发布出来；而媒体通过对这些内容的报道来传播这些信息，让公众周知；公众则获得其所需要的信息，从而对自己所处的环境做出判断，进而调整自身的行为。

由此可见，在重大公共卫生事件中，政府、媒体、公众之间的关系非常紧密。

本书试图梳理重大公共卫生事件发生后，政府应该怎样做才能更好地把希望传播的信息发布出来；媒体应该怎样做才能更好地报道这些信息；公众应该怎样做才能更好地面对这些信息，既能保护自己又不至于过分恐慌。

本书的写作思路是"关键概念＋案例分析"。首先会从一个案例引入理念、模式或规范，然后再通过一个个具体的案例令读者加深对这些理念、模式或规范的理解，并在这个过程中体会新闻传播的要领和方法，培养新闻感觉，强化新闻思维。

本书适合从事新闻发布工作和报道的在职人员阅读；对重大公共卫生事件感兴趣的普通公众也可以翻阅，从中可以了解这类事件的新闻发布规律和报道方法，提高自己的媒体素养，更好地决策自己的行为。

本书的写作出版，得到了中国人民大学新闻学院执行院长胡百精先生的支持，是他鼓励我加入丛书的写作队伍；也离不开中国人民大学出版社综合编辑室王宏霞主任的帮助，由于我在意大利博洛尼亚大学孔子学院任中方院长，事务繁多，是她的耐心和细致包容了我的拖延，在此深表谢意！

　　因为我在意大利，中文资料欠缺，国内的一些网页无法打开，是我中国的好友一直帮我找资料、查链接、下载电子图书……没有朋友的帮助，这本书的写作将无法推进。在此，我要说一声"谢谢"！还有很多在我的工作和本书出版过程中给予过支持的同事和朋友，不能在这里一一列出，特致以衷心感谢！

　　本书完成时，中国的新冠肺炎疫情已经基本得到控制，而我工作所在的意大利正在经历疫情的暴发。但是我相信一切终究会过去，凡是打不倒我们的，终究会让我们更加强大。加油，中国；加油，意大利！

中国人民大学新闻学院　许颖

2020 年 3 月于意大利博洛尼亚大学孔子学院

目　录

政府篇

▸▸ 政府篇

第一章

重大公共卫生事件与政府新闻发布

2020 年开年，一场突如其来的新型冠状病毒肺炎疫情席卷中国，并波及世界多个国家和地区。

面对重大公共卫生事件，政府建立健全并精心维护突发公共卫生事件应急机制是实现妥善处理的重要前提。事实上，2003 年 SARS 事件之后，我国非常重视危机应急体系的构建，并制定了各种应急预案，在应对重大公共卫生事件方面也积累了一些经验，其中一个重要的经验是：畅通的信息沟通渠道是应急机制得以有效实施的关键保证。

其中，政府新闻发布工作是重大公共卫生事件信息沟通、公开的重要途径之一，是权威信息发布、满足公众信息需求、解释政策、引导社会舆论、协调政府与媒体和公众之间关系的重要手段，也是现代民主政府的重要形象标志①。

特别是在重大公共卫生事件发生之际，其突发性和不可预测性以及与公众的生命财产安全密切相关性，会引起公众的极大关注和担忧。及时做好政府新闻发布工作是消除社会恐慌、维护社会秩序、回应公众关切以及塑造政府公信力的重要途径。

然而，在这次新型冠状病毒肺炎疫情应对中，政府的新闻发布工作，尤其是地方政府的新闻发布工作还是出了一些问题，被公众诟病。

如 2020 年 2 月 9 日，湖北省召开第 19 场疫情防控工作新闻发布会。华中农业大学教授陈焕春在会上称"新型冠状病毒属于 SARS 冠状病毒"，该说法引起舆论广泛关注。

新闻发布会后，专家又紧急更正，表示发布会上陈焕春教授出现了口误，"漏掉了'相关'两个字，应该是，新型冠状病毒是属于 SARS 相关病毒"。陈焕春教授接受媒体采访时表示，新冠病毒与 SARS 病毒存在一定程度的相似性，但两者是不同的病毒。

类似这样的失误在这次新型冠状病毒肺炎疫情防控的新

---

① 仰和. 新闻发布制度与现代政府. 国际新闻界, 2004 (3): 16.

闻发布会上时有发生。

　　要知道，在重大公共卫生事件发生时，政府掌握着重要的信息资源，也是最权威的信息源，如果政府新闻发布的信息有误，就会造成报道的失实和片面，对公众造成误导和困扰，同时对疫情的防治工作和政府形象、政府公信力造成负面影响。

　　如何有效地在重大公共卫生事件中组织新闻发布工作？本书的政府篇将告诉你可以实践操作的方法。

　　我们希望政府未来的新闻发布者，通过学习，在突发公共卫生事件出现频率越来越高、信息传播主体更加多元化、传播渠道更加便捷化、受众媒体素养逐渐提高的时代，能参照世界各国现代政府的新闻发布惯例，顺应新媒介、新技术的发展潮流，实事求是，按照新闻规律开展新闻发布工作，同时拓展新闻发布的渠道，以满足民众的信息需求，展现政府自信、务实、开放、负责的形象。

一、重大突发公共卫生事件

1. 界定

　　我国于 2006 年发布的《国家突发公共卫生事件应急预案》表明，该应急机制适用于突然发生，造成或者可能造成社会公众身心健康严重损害的重大传染病、群体性不明原因疾病、重大食物和职业中毒以及因自然灾害、事故灾难或社会安全等事件引起的严重影响公众身心健康的公共卫生事件的应急处理工作。根据突发公共卫生事件性质、危害程度、涉及范围，突发公共卫生事件划分为特别重大（Ⅰ级）、重大（Ⅱ级）、较大（Ⅲ级）和一般（Ⅳ级）四级。

其中，特别重大突发公共卫生事件主要包括：

（1）肺鼠疫、肺炭疽在大、中城市发生并有扩散趋势，或肺鼠疫、肺炭疽疫情波及2个以上的省份，并有进一步扩散趋势。

（2）发生传染性非典型肺炎、人感染高致病性禽流感病例，并有扩散趋势。

（3）涉及多个省份的群体性不明原因疾病，并有扩散趋势。

（4）发生新传染病或我国尚未发现的传染病发生或传入，并有扩散趋势，或发现我国已消灭的传染病重新流行。

（5）发生烈性病菌株、毒株、致病因子等丢失事件。

（6）周边以及与我国通航的国家和地区发生特大传染病疫情，并出现输入性病例，严重危及我国公共卫生安全的事件。

（7）国务院卫生行政部门认定的其他特别重大突发公共卫生事件。

按照这个划分，我们可以把性质程度比特别重大突发公共卫生事件稍微轻一些的情况看作重大突发公共卫生事件。再参照我国安全事故分级标准，造成 10 人以上死亡即为重大事故，我们可将重大突发公共卫生事件界定为突然发生，造成 10 人以上死亡或可能造成社会公众身心健康严重损害的重大传染病、群体性不明原因疾病、重大食物和职业中毒以及因自然灾害、事故灾难或社会安全等事件引起的严重影响公众身心健康的公共卫生事件。为了简洁行文，以下所指的重大公共卫生事件即是重大突发公共卫生事件。

2. 重大公共卫生事件的特点

（1）性质的严重性。

重大公共卫生事件首先影响公众的健康。如 2014 年在非洲暴发的埃博拉病毒感染，据世界卫生组织关于埃博拉疫情的报告，从疫情开始的 2 月到当年 12 月 17 日，埃博拉出血热疫情肆虐的利比里亚、塞拉利昂和几内亚等西非三国的感染病例（包括疑似病例）达 19 031 人，其中死亡人数达到 7 373 人①。

重大公共卫生事件因直接和人民群众的健康息息相关，因此，具有很高的社会关注度。

此外，重大公共卫生事件还会影响社会的稳定、经济的发展。如由于疫情暴发造成的停工停学、交通管制等，均会

---

① 世卫组织称埃博拉病毒已致全球 7 388 人死亡．（2014 - 12 - 21）．http：//www.chinanews.com/gj/2014/12 - 21/6896750.shtml.

对社会经济造成影响。

（2）出现的突然性。

重大公共卫生事件发生之前一般没有什么预兆，但会在短时间内迅速暴发。它是事物内在矛盾由量变到质变的飞跃过程，这一过程通过一定的契机诱发，诱因具有一定的偶然性和隐蔽性。它以什么方式出现，在什么时候出现，是人们所无法把握的。

由于事前难以预测，因此人们容易对于它的发生、发展缺乏思想准备，所以重大公共卫生事件一旦发生，往往具有强烈的冲击力和影响力。

（3）传播的广泛性。

重大公共卫生事件涉及的疾病通常具有广泛的传播性，如传染源多、传播途径多样化、易感人群规模大等。同时，当前我们正处在全球化的时代，某一种疾病可以通过现代交通工具进行跨国的流动，这样一旦造成传播，就容易成为全球性的传播。

（4）成因的多样性。

重大公共卫生事件的一个特点是成因多样。它可能由既已存在的各种烈性传染病引起，也可能和自然灾害有关，比如说地震、水灾、火灾等。如2008年发生的汶川大地震，大家最为担心的情况之一即地震以后会不会引起新的、大的疫情。

重大公共卫生事件也与事故灾害密切相关，如环境的污染、生态的破坏、交通事故等。

社会安全事件也是形成重大公共卫生事件的一个重要原因，如生物恐怖等。

此外，动物疫情、致病微生物、药品危险、食物中毒、职业危害等，也是重大公共卫生事件发生的重要原因。

可以说，社会生活的方方面面在某些特定条件下都有可能导致重大公共卫生事件的发生。

（5）发生的频繁性。

重大公共卫生事件并不是很少发生的罕见事件，事实上近年来，由于公共卫生事业经费投入不足、生态保护的忽视以及有毒有害物质的滥用和管理不善，重大公共卫生事件频繁发生。

比如：1985 年以来，艾滋病的发病率不断上升，严重危害着人们的健康；2003 年，"非典"疫情引起人们的恐慌；最近这几年，人感染 H7N9 禽流感疫情使人们谈禽色变，埃博拉病毒、寨卡病毒、人感染猪链球菌病、手足口病等传染病的暴发，也都是备受关注的重大公共卫生事件，造成了很大的社会影响。

因此，我们有必要学习如何应对此类事件的发生，从而在面临类似事件时不打无准备之仗。

3. 重大公共卫生事件应急处理中的新闻发布工作

（1）《中华人民共和国突发事件应对法》。

2007 年 8 月 30 日，第十届全国人民代表大会常务委员会第二十九次会议通过了《中华人民共和国突发事件应对法》，该法自 2007 年 11 月 1 日起施行。

这部法律中所称突发事件，是指突然发生，造成或者可能造成严重社会危害，需要采取应急处置措施予以应对的自然灾害、事故灾难、公共卫生事件和社会安全事件。

可见，重大公共卫生事件的应对适用这部法律。

其中与新闻发布工作有关的有以下条目：

第十条："有关人民政府及其部门作出的应对突发事件的决定、命令，应当及时公布。"

第二十九条第三款："新闻媒体应当无偿开展突发事件预防与应急、自救与互救知识的公益宣传。"

第四十四条第（四）项："定时向社会发布与公众有关的突发事件预测信息和分析评估结果，并对相关信息的报道工作进行管理"。

第四十五条第（五）项："及时向社会发布有关采取特定措施避免或者减轻危害的建议、劝告"。

从这些条文中可以看出，新闻发布工作在重大公共卫生事件的预防与应急准备、监测与预警中是不可或缺的环节，也是法律规定的应急措施之一。

（2）《突发公共卫生事件应急条例》。

2003 年 5 月 9 日，我国颁布了《突发公共卫生事件应急条例》，并于 2011 年进行了修订。

该条例是为了有效预防、及时控制和消除突发公共卫生事件的危害，保障公众身体健康与生命安全，维护正常的社会秩序而专门制定的，比《中华人民共和国突发事件应对法》在突发公共卫生事件方面的针对性更强。

条例整整用了第三章一个章节讲述"报告与信息发布"，其中与新闻发布有关的是第二十五条。

"第二十五条　国家建立突发事件的信息发布制度。

"国务院卫生行政主管部门负责向社会发布突发事件的信息。必要时，可以授权省、自治区、直辖市人民政府卫生行政主管部门向社会发布本行政区域内突发事件的信息。

"信息发布应当及时、准确、全面。"

与其他类型突发事件不同，突发公共卫生事件难以预测。这类事件没有固定的发生地区和方式，对受其影响的人群也难以做出预测，且其扩散速度极快，会对公众的生命财产安全造成威胁，处置不当便很容易引发社会恐慌。因此，在突发公共卫生事件中，除了对疫情本身进行高效处置和防控，对相关信息的发布与管理，也需要政府部门高度重视。

二、重大公共卫生事件中政府新闻发布的原则

重大公共卫生事件发生时，政府应依法依规向社会发布事件相关信息，适时发布健康提示，强化内容解读，及时做好风险沟通，尤其是与媒体和公众的沟通，争取多方支持参与，有效防范或减少风险危害。

总的说来，在重大公共卫生事件中，政府新闻发布应遵循以下原则：

1. 构建应急体系 保证渠道畅通

2003 年 SARS 事件之后，我国构建了重大公共卫生事件的危机应急体系，制定了各种应急预案。其中，畅通的信息沟通渠道是应急机制得以有效实施的关键保证。

中央明确提出建立健全国务院新闻办、国务院各部门、各省（区、市）三个层次的政府新闻发布制度。这些机构均应该制定详细、全面、操作性强的应急处理预案。预案事无巨细，主要包括突发事件的分类、分级标准、协调处理程序、部门职责、相关人员联系方式等。

在应急处理预案中，关于事件信息发布以及与媒体沟通应该有详细规定，包括发言人和技术专家的确定、发布信息审查程序、事件不同阶段信息发布重点内容、新闻背景材料准备、媒体选择方案、信息发布方式等等。

有了应急体系后，最重要的是当重大公共卫生事件发生时，要保证信息渠道畅通无阻。

许多重大公共卫生事件的消息起初都是在网络上扩散的，网络舆情形成和发展的速度非常快，对社会环境与事件处置都会产生一定影响，需要各相关部门密切关注，高度重视。一方面，有关部门应第一时间发布消息，抢占先机；另一方面，由于判断重大公共卫生事件的危害需要专业知识，公众通常很难做出全面分析，若官方不及时发声，混乱信息就比较容易散播，也易出现人心不稳的紧张局面。

因而，在事件发生后的第一时间，政府相关部门不能避而不谈，更不能拒绝交流互动，而要勇于担当，在第一时间主动向民众推送消息，公开有关数据，承诺对事件展开深入调查。

只有以真诚坦率的态度公开真实信息和事件进展，才能获得公众的理解与支持，控制舆情的发展。同时，需要注意的是，在重大公共卫生事件产生网络舆情后，有关部门首先应证实事件的真实性，然后才能向公众发布信息。也就是说，政府发布消息虽然要快，但必须保证准确性这一前提。

这次新冠肺炎疫情的最初阶段，应该说相关部门的做法违背了这个原则。

2019 年 12 月 30 日晚，一份名为《关于做好不明原因肺炎救治工作的紧急通知》，落款为武汉市卫生健康委员会医政医管处的红头文件在网络上广泛传播。武汉市及湖北省卫生健康委称有关部门已掌握最新动态，正在应对，疾控部门表示病毒检测结果一经查出将第一时间向公众公布。武汉市卫健委在 12 月 31 日发布了一个通报，称有 27 个病例，但未见明显人传人和医护感染。

这之后，武汉市卫健委在 2020 年 1 月 3 日发布通报称有 44 个"不明原因的病毒性肺炎"病例，1 月 5 日发布通报称有 59 个"不明原因的病毒性肺炎"病例。此后一直到 1 月 10 日，均无通报。

而到 1 月 15 日，武汉市卫健委在其官方网站发布《新型冠状病毒感染的肺炎疫情知识问答》。在《问答》中，武汉市卫健委称，现有的调查结果表明，尚未发现明确的人传人证据，不能排除有限人传人的可能，但持续人传人的风险较低。

在长达十多天的时间里，当地政府与媒体、公众沟通不畅，即使到了 1 月 15 日，所沟通信息的内容事实上也被证明是完全错误的。

这一切都让此次新冠肺炎疫情的控制失去了最佳的时机。

2. 迅速行动　统一口径

在重大公共卫生事件发生时，由于涉及人民生命安全问题，相关政府部门应该迅速反应，通知各有关单位按照预案立即处置紧急事件。卫生部门应该与疾病预防控制中心、药品监督管理局、新闻办公室等有关部门之间建立紧密的联系网络，各有关单位各负其责，分工合作。

官方在进行通报时，回应内容要有针对性，聚焦当下公众最为关注的话题，进行答疑解惑。同时，组织协调好多个信息发布渠道，确保对外发布信息口径一致，避免提供相互矛盾的内容，从而有效推进信息发布工作，把握传播的导向性，掌握舆论主动权。

如 2019 年 11 月 12 日，"北京市确诊两例由内蒙古输入型鼠疫患者"的消息在网络上传播。作为一起突发公共卫生事件，此事曝光后便引起广泛关注。

在此次事件中，官方抓住民众关心的焦点问题，多部门多渠道做出一致的、有针对性的回应。首先，鼠疫具有比较强的传染性，此次被确诊患者为肺鼠疫，可以通过呼吸、咳嗽进行传播，健康者接触患者后，可能经呼吸道吸入被感染。因此，两名患者到达北京就医的途径成为网民关注的问题。其次，两名患者后续的病情变化如何，是否有新的患者出现，也是民众所讨论的话题。对此，11 月 14 日上午，北京市卫健委发布公告称，经核查，患者由内蒙古当地救护车转至北京市朝阳区医疗机构治疗，有关密切接触人员，均已按照国家相关规定，进行隔离医学观察。截至公告发布时，未接到密切接触者出现发热等相关异常情况的报告。公告指出，为进一步做好疫情防控工作，北京市已采取了病例隔离治疗、隔离区管理和终末消毒、密切接触者追踪、隔离医学观察和预防性服药、健康宣教等工作。同时，内蒙古自治区卫健委发布消息称，鼠疫是可防、可治、可控的，及时发现、及时治疗是可以治愈的。

可以看到，"鼠疫事件"从发现疫情到展开一系列处置，各方通过及时、透明、动态的信息发布，积极回应公众对于疫情发展的关切，在稳定舆论环境上发挥了重要作用。

而此次新冠肺炎疫情的新闻发布在美国也出现了"口径不一致"的问题。美国疾控中心国家免疫和呼吸系统疾病主任梅索尼尔（Nancy Messonnier）于 2020 年 2 月 25 日发出警告称，疫情可能会在美国暴发。而当天美国国家经济委员会主任库德洛（Larry Kudlow）又称，疫情已经得到控制。这种就疫情判断的表态不一会让公众陷入混乱，无所适从。面对这种情况，2 月 26 日，特朗普就疫情召开新闻发布会时，任命彭斯负责抗击新冠肺炎疫情工作。对此，彭斯新官上任"首把火"，就是防止白宫和专家传递混淆、矛盾的信息。美国国家过敏和传染病研究所主任福西（Anthony Fauci）告诉其同事，他已经接到白宫指令，未来任何对外声明都需要得到白宫批准。《纽约时报》则直接认为彭斯将对卫生部门专家的声明进行"控制"。

由此可见，口径一致在中外应对重大公共卫生事件的新闻发布时都是至关重要的。

另外，还值得注意的是，发生重大公共卫生事件时，不但要注重国内有关部门之间的沟通协调，还要十分重视与周边国家及世界卫生组织等国际机构进行及时的信息沟通。

在我国新冠肺炎疫情防控取得显著进展的时候，韩国、日本、意大利、伊朗等国家的疫情却有愈演愈烈之势。因此，在全球一体化的时代，抗击疫情需要全球合作。而海内外都有专家警示，新冠肺炎有可能成为流行病，与人类长期共存。

3. 把握原则　科学传播

（1）信息发布要考虑到不同的受传对象。

在突发事件发生后，发布信息时要注意考虑到与事件有关的所有群体、组织及利益相关者，而且还要意识到不同对象有不同的信息诉求，针对不同受众采取不同的沟通方式方法，即采取不同的沟通策略，如政府沟通策略、媒体沟通策略、医务人员沟通策略、公众沟通策略等。

（2）第一时间发布。

事件发生后，要抓住时机，及时发布信息，不要想着等到一切搞清楚了再发布也不迟。

告诉媒体现在情况如何，并要意识到："尚无可靠结论"或者"没有任何确切消息"本身也是一条重要信息。它能够有效防止错误、虚假信息的出现和蔓延。同时，不要怕出错，错了不要紧，错了要马上予以纠正。不应该因害怕出错而坐失第一时间的信息发布，从而造成传染病疫情的进一步扩散。

事实上，有研究表明，在新冠肺炎疫情传播初期，如果能通过第一时间发布信息，让民众减少出行且对有可能感染的人采取隔离观察制度，可使得病人与易感人群单位时间的接触次数下降80%；第一时间发布信息，提高民众对疫情的警惕，有轻微症状的患者及时就医，可使得传染期的时长从7天降为4.5天；第一时间发布信息，提倡佩戴口罩、消毒等，可使得单次接触传染的概率下降25%[①]。

（3）不间断发布。

突发事件的信息发布后，媒体与公众就会特别关注，政府新闻发布的最佳方案是不间断地发布信息，即事件的处置和信息的发布同步进行，及时跟进，滚动发布，一段时间内持续更新。

在这次新冠肺炎疫情发生后，2020年1月22日国务院新闻办举办了第一场新闻发布会，1月26日国家卫健委又举办了一场新闻发布会，之后基本每天一场，有的时候一天两场（如2月3日、2月7日等），这样可使公众、媒体及时掌握最新动态消息。

（4）用最简单的语言告诉公众最核心的信息。

在突发事件信息发布中，要注意用最简单的语言告诉公众最核心的信息。例如，当一条河的河水被污染时，重要的是告诉老百姓不要直接饮用从河里所取的水，至于河水被什

---

① 海外疫情失控的概率有多大?. (2020-03-02). https://new.qq.com/omn/20200302/20200302A06DK400.html.

么物质污染、程度如何，不是需要所有公众立即了解的。同时注意与媒体互动，告诉媒体发生了什么，建议媒体怎么做，而不要被动地等媒体来问。

（5）指定可接受采访的专家名单。

发言人由政府官员担任并不总是最好的选择，在重大公共卫生事件的新闻发布中，有时专家、医生反而更合适。专家在与媒体沟通中的作用很重要，权威专家为媒体和大众所信任，通过他们发布信息有时效果可能更好。在重大公共卫生事件发生后，为了媒体采访方便，还可以向记者公布某方面权威专家的名单。

（6）让公众保持适度恐惧。

美国疾病预防控制中心的心理学专家提示，对危机的反应要适度，如果过度恐惧就会造成恐慌；反之如果毫不畏惧，反而不利于对疫情的控制。引导舆论，应使公众处于适度恐惧的心理状态。

（7）选择合适的信息发布方式。

媒体和公众对于不同的信息发布方式有不同的理解，正式的新闻发布会一般意味着重大事件的发生。小型通报会，或者专家现场接受采访等方式更让人放松。政府应该根据形势的需要，选择合适的信息发布方式，这样既便于组织，又能够尽量避免公众对事件的恐慌心理。

4. 未雨绸缪　精心组织

（1）做好技术专家和记者的培训工作。

一般而言，技术专家缺少应对媒体的经验，有的甚至不愿面对媒体，接受采访时有的专家讲话使用专业语言，公众难以理解和接受，应做好对其的培训工作。比如，加拿大和美国的卫生行政部门非常注意在平时对选定的一部分技术专家进行应对媒体的专门培训，以使他们在平时和紧急时刻能够更好地与媒体打交道①。

媒体记者必须首先了解有关科普知识，才能更深入、科学地进行专业性新闻报道。如可以定期对媒体记者进行有关知识培训，请有关专家介绍公共卫生基本知识，这样既培训了记者，同时也增加了技术专家与记者之间沟通的机会，促使他们互相了解和理解。

（2）提前备好各类突发事件的背景资料。

每次突发事件的发生都是偶然的，但是有些事件是随时可能发生的，有备无患、常抓不懈是非常必要的。

比如，美国国立卫生研究院新闻办公室在做好日常信息发布工作的同时，还有一项重要任务是组织各类突发公共卫生事件的背景资料，包括各种传染病、生物恐怖袭击、中毒事件的紧急预防措施和方案。首先请有关专家准备初稿，然后请媒体记者和非专业人士试阅读并提出修改的意见，对于一些难以理解的概念和专业术语请专家用简洁、明快、准确

---

① 毛群安，李杰，陈小申. 加、美突发公共卫生事件的信息管理与发布. 国际新闻界，2005（5）：24-26.

的语言表达出来。一旦有重大事件发生，便可以立即对外发布该资料①。

5. 做好善后　避免"烂尾"

重大公共卫生事件的处置大致都会经历发生期、调查期、处理期、反思期和休眠期。在大众的信息需求得到满足、情绪恢复平静的同时，调查工作与相应的信息发布并不应该停止，应当继续对后续的处置安排进行报道，持续开展网络舆情监测，密切关注舆论动态，随时进行解惑答疑。完善的后续工作，是对民众负责，也是赢得信任的重要环节。

网络不仅有时效性，更有记忆性，无疾而终的"烂尾"信息会削弱有关部门的公信力。所以，政府进行重大公共卫生事件新闻发布时，应该注重对事件进行由头至尾的完整发布，不应该出现"表态多，后续跟进少；道歉多，问责整改少；调查多，真相公布少"的现象。面对在重大公共卫生事件中发生的问题，"不想查，不敢查，不愿查"，就算迫于网络压力，表了态，道了歉，声称即将进行调查，却不是为了真正解决问题，而是为了平息公众的"怒火"，之后则迟迟没有后续的情况常有发生。未来希望政府部门能吸取当下事件的经验教训，完善重大公共卫生事件应急机制，进一步树立居安思危的忧患意识，给事件画上圆满的句点。

---

① 毛群安，李杰，陈小申. 加、美突发公共卫生事件的信息管理与发布. 国际新闻界，2005（5）：24-26.

第二章

重大公共卫生事件新闻发布的策划和准备

张文宏，上海华山医院传染科党支部书记、主任，新型冠状病毒肺炎上海市医疗救治专家组组长。

2020 年 1 月 29 日，张文宏因为一段疫情防控新闻发布会的现场采访视频"走红"，人称"硬核医生"。

"人不能欺负听话的人。""把所有的岗位的医生全部换下来，换成谁？换成科室的所有的共产党员！""我希望大家还是能够做好防火防盗防同事！"张文宏医生说的这些话也火了。

无论参加新闻发布会，还是常规的出镜采访，他永远是以有人情味儿的形象出现，说着所有人都能听得懂的话，向公众传达有价值的专业信息。这些发言简单易记接地气，不仅容易被吸收理解，更是自带传播力。

在重大公共卫生事件中，新闻发布活动备受瞩目，新闻发布的组织者选择什么样的采访对象与媒体和公众面对面？什么样的内容能击中公众的痛点，取得更好的传播效果？政府部门如何进行新闻发布的前期策划？本章将重点解决这些问题。

一、重大公共卫生事件的发展规律与新闻发布

事物发展的过程一般分为五个阶段：起始阶段、上升阶段、鼎盛阶段、衰微阶段、消亡阶段。重大公共卫生事件的发展也一样要经历这五个阶段。

每一个阶段，重大公共卫生事件的新闻发布工作有不同的特点。

1. 起始阶段：提示信息与预警

这个阶段指事物发生的开始状态，包括事物的起点、源头、发端及刚开始的初始样态。其特征为从无到有，是新的启动和诞生。

重大公共卫生事件发生之前往往没有预兆，它总是突然出现，让人猝不及防。由于它事前难以预测，因此在起始阶段，进行新闻发布时可准备的时间极短。

与此同时，在起始阶段事件处于剧烈变动中，很多情况不明朗，给新闻发布的基调把握带来更大难度。

而重大公共卫生事件关系到公众的身体健康，在它刚刚发端的初期，一旦处理失当，容易贻误战机，造成人民生命财产的重大损失。

因此，此阶段的新闻发布主要功能是提示信息、进行预警，应该以及时、客观、准确为基本原则，力争在情况产生的最初阶段，以较强的时效性客观反映事件的基本情况，准确描述和定位事件当前的性质。

事件发生初期，时机非常重要，不要等到一切搞清楚了才发布。对于公众而言，"尚无可靠结论"或者"没有任何确切消息"本身也是一条重要信息。它能够起到预警作用，并可以有效防止错误、虚假信息的出现和蔓延。因此，这一阶段，不应该因害怕出错而坐失第一时间的信息发布，从而造成疫情的进一步扩散。

此外，有研究表明，在重大公共卫生事件发生的初期，让公众保持适度恐惧是控制事件走向的一个有效方法。即使有一些反应过度，但因为是初期，不至于造成较大的社会恐慌，相反，这种反应过度反而有利于在最初阶段把事态的发展控制住。

而复盘这次新冠肺炎疫情的新闻发布，在事件初期应该说完全被动，没有起到信息提示、预警的功能，相反还有大量错误及误导信息，使湖北当地民众对事件的严重性估计不足，进而导致当地疫情加重并扩散到全国。

图2-1为第一财经梳理的此次新冠肺炎疫情发展的第一阶段时间线。

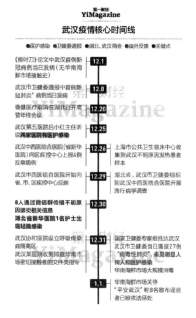

图2-1　事件起始阶段时间表

资料来源：第一财经梳理武汉疫情核心时间线．（2020-02-09）．https：//news．sina．cn/gn/2020-02-09/detail-iimxyqvz1378880．d．html?ivk_sa=1023197a．

可以看出，从第一起病例发病到2020年1月1日华南海鲜市场关停，长达一个月的时间，武汉市卫健委仅在2019年12月31日发布了一个通报，称有27个病例，但未见明显人传人和医护感染。

然而，这个通报与当时的真实情况是不符的。根据《华夏时报》的报道《复盘！新冠肺炎病毒爆发前 50 天空白：武汉就这样错过了防控黄金期》，"在武汉卫健委宣称'未发现医务人员感染'的期间，实际上，武汉多家医院的医护人员早已'中招'"。而《财经》杂志的《专访卫健委派武汉第二批专家：为何没发现人传人?》，则直接剑指隐瞒，"事后来看，专家组当时在武汉了解到的并非全部实情。但究竟谁向专家组隐瞒了一些医护人员当时已经感染的实情，目前不得而知"。因此，12 月 31 日武汉市卫健委的通报可以说是完全误导事件走向的通报。

正确的通报方式应该是实话实说，不确定的也实说，让公众对于事件的发生、发展具有一定的思想准备。如可以说有 27 个病例，是否人传人还在观察和调查中，提醒公众有可能存在人传人的风险，不要到人群聚集场合，做好人身防护，如戴口罩等。

这样的发布方式就能起到信息提示及预警的作用，即使后来证明没有所提示的相关风险存在，也比存在相关风险但被公众彻底忽视更有利于重大公共卫生事件的控制。

在重大公共卫生事件发生后，最重要的是有效预防、及时控制和消除重大公共卫生事件的危害，保障公众身体健康与生命安全。而事件的初始阶段，正是最重要的控制阶段，在这一阶段如果重大公共卫生事件能得到有效控制，就可以以最小成本获得最大的效果，从而保障公众的生命安全，稳定社会秩序和经济活动。

2. 上升阶段：发布进展，持续更新

这个阶段指事物向更高形态发展（或成长）的时期。其特征为虽然弱小，却生命力强，是从有到多、从多到强的过程。

重大公共卫生事件在这个阶段的特征是事件的严重程度加深，受影响人群由少变多，持续上升。

重大公共卫生事件发生之后，在上升阶段变化非常快，有可能几天一个样，甚至一天一个样、一天几个样。因此，在这个阶段，应该及时发布事件的进展和变化，持续不断地进行信息更新，以满足公众的信息需求。

在这个阶段，因为事件发展很快，同样也可能存在情况不明朗的问题，这给新闻发布带来一定难度。但相比于初始阶段，在这个阶段对事件的性质、规律等的认识会更多，随着不确定性的减少，可供发布的确认信息也会增多，这样新闻发布难度也会随之降低。

如果在第一阶段出于稳妥考虑，没能很好地进行信息发布，那么在这个阶段的初期还有机会可以挽回，以及时的信息发布提示、预警，同时立刻跟进进展和更新最新消息。

在这个阶段，新闻发布应增多频次，一有新情况立刻发布进展，根据事件发展的进度，可以进行规律化、日常化的新闻发布，以回应公众的关切。

然而我们在复盘新冠肺炎疫情事件时可以看到，相关部门在事件上升阶段的初期依然没能把握良机，以至于事件发展迅速恶化（图 2 - 2）。

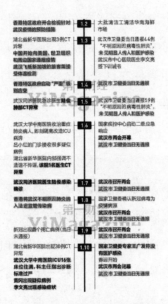

图 2 - 2　事件上升阶段的初期时间表

资料来源：第一财经梳理武汉疫情核心时间线．（2020 - 02 - 09）．https：// news. sina. cn/gn/2020 - 02 - 09/detail-iimxyqvz1378880. d. html?ivk_sa=1023197a.

通过图 2 - 2 中的时间表我们可以看出，武汉市卫健委除了在 2020 年 1 月 3 日、5 日分别通报 44 例、59 例"不明原因的病毒性肺炎"，以及未见明显人传人和医护人员感染之外，直到 1 月 10 日都没有通报。而事实上，在这期间病例在持续增多，医护人员也陆续出现感染迹象。武汉市卫健委在新闻发布上的不作为直接导致了错失在上升阶段的初期控制新冠肺炎疫情的良机，使这一重大公共卫生事件的危机进一步加速，越来越难以控制。

更让人遗憾的是，湖北和武汉当地的有关部门在新闻发布的错误路线上继续越走越远：

1月11日，武汉市卫健委时隔多日发布通报称，初步诊断有41例新冠肺炎确诊，1月3日后无新感染病人，未发现明显人传人和医护感染。

1月12日至16日，武汉市卫健委通报均无新增确诊。

其间，1月15日，武汉市卫健委在其官方网站发布《新型冠状病毒感染的肺炎疫情知识问答》。在《问答》中，武汉市卫健委称，现有的调查结果表明，尚未发现明确的人传人证据，不能排除有限人传人的可能，但持续人传人的风险较低。

1月18日、19日，武汉市卫健委分别通报新增4例和17例确诊。直到1月20日，国务院将新冠肺炎纳入法定传染病，钟南山院士确认新冠病毒"人传人"，当天，武汉市卫健委通报新增136例确诊。

这之后的两天，形势迅速恶化，1月23日，武汉"封城"。

从新冠肺炎疫情事件上升阶段来看，武汉市有关部门在新闻发布环节犯下了太多的错误，不但在这个阶段没有及时发布新进展，更严重的是发布了失实信息，严重误导民众，导致没有收到预警的民众丧失警惕心理，而没有进行防护。这对于重大公共卫生事件来说，恰恰是最可怕的。

事实上，自从 2003 年 SARS 事件后，我国在突发公共卫生事件新闻发布工作中积累了不少经验教训，政府也越来越重视新闻发布工作在处理突发公共卫生事件中的作用。这方面也有很多正面的案例。

如 2013 年，人感染 H7N9 禽流感疫情事件中，上海市就做出了很好的示范。

上海是最早发现人感染 H7N9 禽流感疫情的地区，在 3 月 31 日发现疫情后，4 月 2 日上海市政府新闻办公室就举行了第一场新闻发布会。由于是疫情流行初期且又是面对一种新型的病毒，公众此时有一定的恐慌心理，迫切需要了解一些关于疫情的基本情况以及政府的防治措施，这次新闻发布工作恰恰满足了公众的这种需求①。

如果说首场新闻发布会是在传达疫情的基本情况、进行社会预警的话，第二场新闻发布会则重在传达政府救治工作和防疫措施，回应公众关切。上海市第二场新闻发布会安排在 4 月 5 日，回应 4 月 4 日农业部发布的"在上海松江区沪淮农副产品批发市场鸽子样品中检测到 H7N9 禽流感病毒"的消息。此时疫情的扩散进一步引起社会的关注以及公众的担

① 宋国强. 浅析突发公共卫生事件的新闻发布策略. 新闻世界，2013（9）：277-278.

忧，上海市的这场新闻发布会，表明了政府对此事的重视，表现了政府的坦诚和勇气，对增强凝聚力，提高公众信心、安抚公众恐慌心理起到了很好的作用①。

3. 鼎盛阶段：释疑解惑，提振信心

这个阶段指事物发展达到最强盛的时期，其特征为结构稳固，功能（数量）达到极限。

重大公共卫生事件发展态势持续上升，最终会达到最高峰，这个阶段的特征是事件涉及人群最多、严重程度最高。我们也常把这一阶段称为顶点。

一旦到达顶点，事件就会有一个盛极而衰的转变，因此顶点也被看作事件的拐点。

在鼎盛阶段，重大公共卫生事件的发展速度相对放缓，而此时人们对事件的特点、性质、规律等的认识更为清晰，相应的控制措施也陆续到位。但由于事件的影响规模持续增大，容易给公众带来恐慌。

因此，这一时期的新闻发布，除了继续、持续更新进展类信息外，很重要的一点是还应该提供分析性的、解释性的信息，让公众了解政府对重大公共卫生事件的管控措施及其背后的原因、效果等，从而对未来的事件走向心里有底，减少社会恐慌情绪。

---

① 宋国强. 浅析突发公共卫生事件的新闻发布策略. 新闻世界，2013（9）：277-278.

如这次新冠肺炎疫情事件，2020年1月22日，国务院新闻办举办了首场新闻发布会；1月26日开始，国务院新闻办或国家卫健委（或国务院联防联控机制）均每天通报疫情的最新信息，随着疫情的发展进入高潮期，其新闻发布会的其他内容会有一些变化。

2月14日国务院联防联控机制新闻发布会介绍加大疫情防控财税支持力度情况、加大对受疫情影响企业特别是小微企业金融支持力度情况；当天还有一场发布会介绍疫情防控最新进展，特别是关爱医务人员举措；2月13日国务院联防联控机制新闻发布会介绍重要医用物资保障和医疗资源调配保障最新进展情况；2月12日国务院联防联控机制新闻发布会介绍教育系统疫情防控等有关工作情况；2月11日国务院联防联控机制新闻发布会介绍加强农村疫情防控有关情况；等等。

在重大公共卫生事件中，政府掌握着重要的信息资源，也是最权威的信息源。尤其在重大公共卫生事件的鼎盛阶段，正是事件最严重、管控好就能扭转局面的胶着阶段，如果媒体特别是外国媒体在获取政府信息资源时受阻，就可能会转向其他信息源，这可能造成报道的失实和片面，对公众造成误导和困扰，同时对疫情的防治工作和政府形象、政府公信力造成负面影响。

因此，在这一阶段，通过不同主题的内容发布，全方位地展示在不同领域政府防控疫情的措施，可以牢牢把握舆论主导权，成功设置议程、引导舆论，满足公众信息需求，消除社会恐慌心理。

4. 衰微阶段：谨慎乐观，开始反思

这个阶段指事物发展呈现逐渐衰退的时期，其特征为结构开始松动，功能（数量）依次递减，动力每况愈下。

重大公共卫生事件进入衰微阶段，意味着事件经过拐点，开始逐渐衰退，具体表现为受到影响的人群开始减少，社会开始逐渐恢复正常。

如这次的新冠肺炎疫情事件，当新增病例出现最高点后，持续下降的这一段时间就是衰微阶段。

在这一阶段，各种防控措施的效果明显显现，社会信心极大恢复。这一阶段的新闻发布除了继续更新基本情况外，应适当发布一些信息提醒社会谨慎乐观，不能掉以轻心，现有的防控措施应继续发挥作用，一直到事件完全结束。此外，也可以开始发布一些反思性信息，审视重大公共卫生事件的发生过程，评判得失，总结教训。

此次新冠肺炎疫情事件在除了湖北地区外，其他地区连续多日出现新增病例持续下降时，政府的新闻发布开始有针对性地介绍返程潮和复工都有可能引发新增病例的上升，提醒公众不要放松警惕，尤其是人口流动性比较大的城市，防控系统仍然压力很大①。

在重大公共卫生事件进入衰微阶段时，一方面是政府部门应对疫情的工作进入常态化，并且新增确诊病例大幅度减少，公众对疫情的初期恐慌期已过去，开始对疫情有了理性的认识。但另一方面，在这一阶段，有可能科学家对引发疫情的病毒还没有完全认识清楚，医疗手段也不一定完全有效，因此，提醒公众谨慎乐观对于最终战胜疫情是必要的。

反思性的信息则是为未来未雨绸缪。

事实上，党中央非常重视对这次疫情暴露的国家公共卫生应急管理问题的反思。2020 年 2 月 14 日，习近平主持召开中央全面深化改革委员会第十二次会议并发表重要讲话。他强调，确保人民群众生命安全和身体健康，是我们党治国理政的一项重大任务。既要立足当前，科学精准打赢疫情防控阻击战，更要放眼长远，总结经验、吸取教训，针对这次疫情暴露出来的短板和不足，抓紧补短板、堵漏洞、强弱项，该坚持的坚持，该完善的完善，该建立的建立，该落实的落实，完善重大疫情防控体制机制，健全国家公共卫生应急管理体系。这次疫情是对我国治理体系和能力的一次大考，我们一定要总结经验、吸取教训。要针对这次疫情应对中暴露出来的短板和不足，健全国家应急管理体系，提高处理急难

---

① 国务院联防联控机制 2020 年 2 月 6 日新闻发布会．（2020 - 02 - 06）. http：//www. nhc. gov. cn/xwzb/webcontroller. do?titleSeq=11222&gecstype=1.

险重任务能力。

5. 消亡阶段：跟踪后续，评估分析

这个阶段指事物发展停止、归于消亡的时期，其特征为从有化为无，从动转为静，从生转为死。在这一阶段，重大公共卫生事件开始结束、归于消亡，其特征为疫情消除，社会秩序恢复正常。

2003年3月27日，世界卫生组织鉴于当时的"非典"疫情，宣布越南河内、新加坡、加拿大多伦多以及中国的广东、北京、山西、香港、台湾为疫区。相对应也发布了针对这些地区的"旅游警告"。什么时候意味着"非典"疫情的消亡呢？当时世界卫生组织对于"非典"疫区"摘帽"的要求是该地区"20天无新病例报告"[①]。

对于此次新冠肺炎，日内瓦时间2020年1月30日晚，世界卫生组织将新型冠状病毒肺炎疫情列为"国际关注的突发公共卫生事件"（Public Health Emergency of International Concern，PHEIC）。此次"国际关注的突发公共卫生事件"的决策会持续3个月，之后要对疫情所在地进行重新评估。如果3个月后疫情得到控制，可以解除PHEIC。

在疫情消亡阶段，政府新闻发布除了常规疫情情况通报外，跟踪式的后续信息发布也很重要。如重大公共卫生事件

---

① 辟谣｜28天无新增WHO才给摘帽复航？从未扣帽何来摘帽.（2020-02-17）. https：//www.thepaper.cn/newsDetail_forward_6034287.

的遗留要素的进展情况、事件发生时对公众的承诺的实施情况、相关责任人的处理情况等等，一定不能出现"烂尾新闻"，否则会破坏政府的公信力和形象。这一阶段也比较适宜发布反思信息，对事件进行复盘，评估分析事件处理的得失，吸取当下事件的经验教训，从而完善重大公共卫生事件应急机制，树立居安思危的忧患意识。

从以上分析可以看出，根据事件发展的不同阶段，新闻发布的侧重点会有所不同。因此，在进行重大公共卫生事件新闻发布的前期策划时，需要明确当前该事件处于什么阶段，从而采取不同的发布策略，以提升新闻发布的有效性。

二、重大公共卫生事件新闻发布的策划和组织

在重大公共卫生事件发生后，政府应及时组织新闻发布活动，借助新闻媒介向公众传播真实、清晰、权威的重要信息，引起社会公众的广泛关注。

在新闻发布之前，必须进行周密的策划和准备。包括确定新闻发布会的主题、确定新闻发布会的时机与地点、选择新闻发布会的主持人和主要发言人、准备发言提纲和辅导材料、确定邀请者的范围、组织记者以及布置会场等等。

一般重大公共卫生事件新闻发布的策划着重在以下几方面：

1. 重大公共卫生事件新闻发布的舆情研判

相关舆情的收集和研判是重大公共卫生事件新闻发布前的重要工作。尤其近几年，互联网成为全民获取各种信息的主要途径，许多新情况新问题因网而生、因网而增，互联网成为当前舆情的重要来源。

在重大公共卫生事件发生后，舆情往往先来源于网络，在做舆情研判时，应该以习近平总书记提到的"六个及时"为原则①，即：对建设性意见要及时吸纳，对困难要及时帮助，对不了解情况的要及时宣介，对模糊认识要及时廓清，对怨气怨言要及时化解，对错误看法要及时引导和纠正。

这次新冠肺炎疫情的舆情也是如此。2019 年 12 月 30 日，一份落款为武汉市卫生健康委员会医政医管处的《关于做好不明原因肺炎救治工作的紧急通知》的红头文件在网上广泛传播。

12 月 31 日，第一财经记者拨打了武汉市卫健委的官方热线确认了该文件是真实的。这是关于新冠肺炎的消息首次在媒体曝光。

12 月 31 日下午，武汉市卫健委首次对外通报称，武汉发现 27 例不明原因肺炎，其中多个病例跟华南海鲜市场有关，未发现明显人传人现象，未发现医务人员感染。

---

① 习近平总书记在网络安全和信息化工作座谈会上的讲话．（2016 - 04 - 25）．http：//www.cac.gov.cn/2016 - 04/25/c_1118731366.htm.

而事实上，这个新闻通报并没有完全回应网络的舆情，而 2020 年 1 月 5 日后，武汉市卫健委更是在接下来 5 天的时间里没有新的通报，完全没有做到"对不了解情况的要及时宣介，对模糊认识要及时廓清"。

新闻发布前的舆情研判应该重在判断公众关切的重点是什么，媒体关注的重点是什么，把"政府要说的、公众关心的、媒体关注的"统一起来。

舆情研判的内容包括信息收集、舆情监测、事件传播的评估等，在重大公共卫生事件的新闻发布中，做好舆情研判有助于提升新闻发布的针对性和把握好新闻发布的度。

2. 重大公共卫生事件新闻发布的内容策划

确定新闻发布的内容，是解决"说什么"的问题。说什么应该根据舆情研判的情况和现实事件的情况来确定。

（1）拟定口径。

所谓口径，是指对媒体可能在新闻发布时问及的问题所做的预估性回答[①]。一般而言，拟定口径有以下四个原则：第一时间、信源准确、信息全面、口径一致。

第一时间是指新闻发布的时间离事实发生（变动）的时间越近越好。因此，重大公共卫生事件发生后，应该尽快组织新闻发布活动，不能"一看二慢三通过"，时间拖得越久越

---

① 上海市人民政府新闻办公室. 政府新闻发布实务工作手册. 上海：文汇出版社，2016：39.

被动。

信源准确是指消息来源应该是核心信源，具有极高的采信度以及证明力。因为政府一旦作为新闻发布的主体，政府部门召集的新闻发布会上的信息、政府机构官网上的信息等就会被传统媒体作为重要消息加以报道，所以，进行新闻发布时一定要保证信源准确，这样才能保证接下来的传播环节没有失实的问题存在。

信息全面是指在进行新闻发布前，应广泛、完整地掌握和利用信息。由于重大公共卫生事件往往比较复杂，而且事物本身也是在不断发展变化的，这就要求在发布新闻前全面地收集和处理信息。包括但不限于：历史的资料、现时的情况及未来的预测结果；所涉及的地区、领域、部门等的有关信息。

口径一致是指有一致的事实基础，对待问题采取一致的态度、一致的看法和一致的处理原则。在重大公共卫生事件发生时，口径的一致性特别重要。因为这个时候，公众对信息的需求增加，如果出现矛盾的信息，会让公众无所适从。

（2）确定新闻发布内容。

对重大公共卫生事件，尤其是处于初始阶段的重大公共卫生事件进行新闻发布，难度比较大。新闻发布者需要在极短的时间内快速获取事实信息、快速了解事实真相、快速确立评价视角、快速决策发布方案，并快速选择让媒体和公众都能理解的表达方式。

在短时间内完成上述任务，仅靠新闻发布者的临时准备是不够的，必须依靠新闻发布者长期的准备——良好的专业素养。

重大公共卫生事件通常具有比较大的新闻价值，是媒体和公众非常关心的事件。因此新闻发布时应着重提供以下内容：

时效性的内容：最新的情况、最新的数据、最新的发现、最新的举措等等。

有影响力的内容：此事件影响的人群、地域、范围等信息。

接近性的内容：此事件与公众在地理上、感情上、利益关系上是如何关联的，公众应该怎么做，等等。

异常性的内容：此事件有什么反常之处。

有人情味的内容：此事件中能够触动人们感情的因素是什么，让人感动的内容是什么。

在重大公共卫生事件发生后，政府新闻发布的内容应该真实、准确，与事件本身的接近度越高，就越会受到媒体和公众的认可；如果脱离真实的情况，违背事实，就会对事件控制产生不利影响，损害政府的影响力和公信力。

（3）拟定新闻通稿及准备相关资料。

新闻通稿是根据媒体要求以新闻报道方式所撰写的书面

稿件。一般是一篇稿件，特殊情况下也可以从不同角度提供多篇稿件，也可以以答记者问的形式表现。同时可以配上背景材料、图片资料等。

（4）确定具体的会务事宜。

在策划阶段，应该把新闻发布会的准备工作做充分。比如制定一个新闻发布会的执行方案，把每一步流程都规定好，从目标媒体邀请、嘉宾邀请到发布会场外景、接待处、会场布置，再到发言安排及顺序、专访安排等等，都事先考虑周全，每项工作的内容明细、现场到位时间和相应责任人都逐个明确无误。包括现场布置道具、嘉宾演讲词、主持人串词、记者提问参考等都安排好，甚至包括递话筒、接电脑这些细节都要考虑到。细节决定成败，有可能的话可以彩排，提前发现一些细微的考虑不周之处或者执行过程中可能出现的问题。

3. 重大公共卫生事件新闻发布的形式确立

只有灵活运用政府新闻发布的各种形式，才能获得好的传播效果。选择不同形式来进行新闻发布，本身也是政府立场、态度的一种鲜明体现。不同的发布形式会在很大程度上影响发布效果。新闻发布者不仅要细心甄别和考虑各种发布形式的适用范围和实际操作效果，还要在新闻发布前根据即将发布的信息的自身特点和发布时的环境参数（如舆论热点、记者需求等）选择适合的发布形式。

政府新闻发布的形式主要有 6 种。不同的新闻发布形式在正式性、灵活性、公开性和可操作性等方面各有不同，也因此带来了适用情况的区别。

（1）举行新闻发布会。

政府新闻发布会是指政府或政府有关部门举行的向新闻媒体介绍政府立场、观点、态度和有关方针、政策、措施等政府信息的问答式会议。新闻发布会为官员提供了一个通过媒体向公众传达信息的机会，也为公众提供了一个通过媒体向官员提问和获得信息的机会。当前，这种新闻发布形式已成为公众比较熟悉的形式之一。新闻发布会体现出政府的高度重视，便于政府和诸多媒体直接双向交流。

在安排一次新闻发布会之前，应首先思考以下问题：

1）这是不是最好的方式？

2）是否有足够有新闻价值的信息？

3）是否为回答记者提问做好了充分准备？

只有当发布主题足够重要、内容足够丰富、对记者具备足够的吸引力时，才适合举行新闻发布会。

（2）召开背景吹风会。

背景吹风会是新闻发布工作中常用的一种形式。背景吹风会的内容大多被要求不做报道，或在报道中不做直接引用。由于背景吹风会所提供的信息能影响和引导记者有关这类题材的报道，所以它是新闻发布会的一种重要辅助形式。

背景吹风会有以下几个特点：不必定点定时，形式相对简单，有时要求在报道中隐匿消息来源，可锁定部分目标媒体进行小范围的发布，发布者对信息的掌控度高。

（3）组织记者集体或单独采访。

组织记者集体或单独采访是指通过主动和应邀约见或安排独家或多家媒体的采访来发布新闻信息。这种发布形式灵活机动、时效性好，可体现政府主动性，又可有选择地接触媒体，有利于深入交流和树立发言人的良好形象。

（4）以政府新闻发言人的名义发布新闻公报、声明、谈话。

以新闻发言人名义发布新闻公报是指新闻发言人由党和政府授权，郑重宣布某项新闻事实，或者对某项政治事件发表声明。它代表着党和政府的立场、态度和主张。声明和谈话则是新闻发言人就有关事项或问题向社会表明本部门、本单位的立场、态度和观点等。

这是在特定场合使用的具有相当政治严肃性的新闻发布形式，新闻公报、声明和谈话可以在报刊登载，也可以通过广播、电视播发等。新闻公报、声明、谈话发表之前一定要慎重考虑，经反复审定后，选择恰当的媒体播发。

（5）利用电话、传真和电子邮件答复记者询问。

遇有热点新闻出现或是媒体需要确证某些新闻信息时，政府新闻办公室常常需要用电话、传真和电子邮件等方式来及时回复记者问询。这种方式及时、简便、灵活、针对性强，可以快速反馈，与媒体互动。当一些重大公共卫生事件发生时，或者记者需要立即求证某些重要信息时，这种新闻发布方式用处很大。公开新闻发言人的名单和联系方式，开通媒体与政府联系的"快速通道"，本身也是政府透明、开放的一种重要体现，对那些需要异地采访的外地或是境外记者更是非常方便。

（6）通过政府网站发布新闻信息。

随着互联网的迅速发展，政府新闻办公室在官方网站上发布政府的重要文件、档案、报告和其他信息，上传新闻发布会的多媒体记录等，成为政府信息发布的重要形式之一。在重大公共卫生事件暴发时，政府如果能充分利用网络传播在时效性、广泛性和互动性上的特点，第一时间给出政府的态度和声明，就可以展现出政府主动沟通、积极应对的姿态，有效地稳定民心，防止不实报道带来的负面影响。

4. 重大公共卫生事件新闻发布的人员选择

重大公共卫生事件发生后，进行新闻发布活动，尤其是在举行新闻发布会时需要选择合适的参与人员。

（1）主持人。

新闻发布会的主持人很重要，需要反应敏捷、思维清晰、场面掌控能力强的人担任。主持人的重要性还在于现场掌控，一旦现场出现意外情况，主持人就起到关键的作用。

从事新闻发布工作的主持人应该有良好的自我修养、广博的基础知识、科学的思维方式、精良的专业技术和强烈的职业责任心作为支撑。

如2020年2月9日，在湖北省召开的第19场疫情防控工作新闻发布会上，华中农业大学教授陈焕春称"新型冠状病毒属于SARS冠状病毒"。现场的主持人应该立刻意识到这是口误，而在现场就可以纠正，让专家再确认他的表述。这样，专家的口误信息就不会经过媒体报道引发舆论关注后再事后修正，从而减少错误信息传播的负面效应。

（2）嘉宾。

在重大公共卫生事件的新闻发布中，嘉宾发言人除了政府官员外，还应该有卫生、防疫等领域的专家、医生等，他们可以从科学的角度解释重大公共卫生事件，并提出医学方面的处理措施，让公众获得相关知识，进行有效的自我防护。

发布会上选择嘉宾有以下三个原则：

1）知情。

如果需要介绍病毒的特点，找病毒研究所的相关科学家就可以，不一定非要找病毒研究所的所长。选择新闻发布会的嘉宾要明确，只有与事件有直接关系的人才能为发布会提供最为准确和鲜活的信息。确定嘉宾时应以重大公共卫生事件为核心，根据与事件的关联程度向外一层层辐射开来，最中间的是当事人，然后是旁观者、其他相关者等，再就是分析者、意见提供者。越核心层的嘉宾越能提供最接近事实真相的信息；而外围的嘉宾提供相对权威与独立的见解，帮助分析重大公共卫生事件的特点、性质等。

这需要新闻发布的组织者在发布前将自己已经知道的事实列一个清单，然后核查这些信息是否准确，这些信息是从哪里获得的，消息源可靠吗，谁可以澄清或确认不实的信息。有的时候，某位嘉宾是不可替代的，比如如果事件的当事人只有一个人时，新闻发布的组织者需要尽最大可能请他前来参加发布会。

有的时候嘉宾是可以替代的，如有多个当事人，或者有多个专家可以对这件事发表看法，这时新闻发布的组织者就应选择最典型最有代表性的那一个。

在确定嘉宾时，显著性原则常常会起作用。如在一群受害者中间找到受害最严重的，在受益者中间找到得到实惠最多的，等等；如果选择专家，知名专家比不知名专家的效果更好。

2）愿讲。

在确定新闻发布会嘉宾时，相关专家或者医生的心理活动通常有以下两种类型：一是热情配合型，这样的嘉宾通常认为发布的内容对他们或者所在的单位有利，或者有助于自己问题的解决；二是消极应付型，通常是因为新闻发布与他们关联度不大，但由于某种原因不得不参加新闻发布。

对于第二类嘉宾需要新闻发布组织者做一些工作，让他们认识到参加新闻发布、接受采访的意义和价值，让他们从消极变积极，变得"愿讲"。心态积极后，嘉宾的发言就不容易出错，表达也容易出彩。

3）善于表达。

在嘉宾有可选择的余地时，尤其是在进行音视频转播或录播时，要尽量选择没有语言或行为坏习惯的采访对象。采访对象应使用规范的语言，表述较为生动。

如成为"网红"的上海华山医院的张文宏教授就是一个典型的善于表达的嘉宾。

善于表达表现在嘉宾措辞口语化。

如张文宏教授在这次新冠肺炎疫情事件中，流传最广的经典句子之一是"把病毒闷死"，他接受媒体采访时提出建议：在家虽然闷，但是我们只要闷两个星期，就能把病毒闷死。

这句话转化成医学界专业术语、以专家常用的口吻说出来是这样的：目前从已有病例观察，病毒潜伏期平均 10 天，最长 14 天。潜伏期具有传染性，感染者外出，行走的传染源将增加防控的难度。居家隔离两周，有助于防止传染，并筛查出已感染对象等。

然而对公众来说，"闷死"二字，便足以形象生动地使人了解到居家防护的重要性。

善于表达表现在深入浅出、逻辑清晰上。

"CC 讲坛"发布的张文宏教授《让流感病毒不再肆虐，你必须知道的真相》的主题演讲视频，在微博上获得了超过 7 万次的转发。

流感就是季节性的感冒吗？要解答清楚这个问题，可能需要摆出许多发病根源、病症区别、病毒序列、权威定义等专业文献内容来说明，而张文宏将流感和感冒的区别比喻为老虎和小爬虫，从 flu（流感英文简称）中文译名的由来，说明了为什么流感明明叫作"流行性感冒"，但实际上却与感冒完全不同。

2018 年，张文宏教授的《人类如何抵抗传染病入侵》的演讲，是一个比流感还要宏大的主题，他选择了从农业诞生开始说起，说明人类聚集使得传染病出现暴发的可能性，再一一介绍天花、鼠疫、霍乱等历史经典传染病。对于新的传染病，如 SARS，他说"蝙蝠的病毒在果子狸当中进化，进化出来一个新的病毒，我们人类去吃果子狸，（病毒）到了人的身上，突然它获得了一个跨越人种界限的能力，它就开始变成这个样子了"。又如人感染 H7N9 禽流感，他说"鸡的病毒跟飞鸟的粪便弄到一起，这些病毒在鸡的身体里面，它会获得杂交进化，进化出来一个新的（病毒），又不是鸡的又不是飞鸟的，在鸡当中可以生活（存），鸡不会生病，但是人会生很重的病。它获得了跨界传播的能力"。

张文宏教授的分析往往思路有序，适时引入背景知识，让公众容易理解。这样的嘉宾缩短了普通人与专业人士之间的距离，真正做到了高效沟通和顺畅科普。

善于表达还表现在能幽默地说得好听。

在回答 H7N9 禽流感有限人传人时，张文宏教授表示，感染的病例里，"大多数感染给自己的母亲，却没有感染给自己的老公——所以在那一刹那，我对爱情产生了怀疑"。

观众在开怀大笑之余，对"H7N9 传染性没那么强"的认知随之奠定，也就理解了张文宏接下来补充的结论——这就是为什么依然叫 H7N9 禽流感，不改名叫流感。

善于表达还表现在敢说实话。

张文宏教授最开始"走红"来自一条新闻发布会视频，他在视频中说："人不能欺负听话的人"，"我去查房的主要原因，其实只有一点，要消除我们医生的恐惧，就是说'你主任老是在后面指手画脚，不进去跟病人亲密接触，然后让我们在危险的第一线，我怎么可以接受呢'"。

他这种实话实说、不打官腔、不矫情的作风立刻赢得了公众的喜爱。

由此可见，新闻发布的时候，如果有一位出彩的嘉宾，可以让发布的效果大为提升。

需要注意的是，一般专家、医生缺少应对媒体的经验，有的甚至不愿面对媒体，进行新闻发布、接受采访时有的讲话使用专业语言，公众难以理解和接受。因此，政府部门应该对相关专家进行应对媒体的培训，使他们在平时和紧急时刻能够更好地出席新闻发布活动，与媒体和公众打交道。

第三章

重大公共卫生事件新闻发布的现场把控

2020 年 1 月 26 日晚，湖北省人民政府新闻办公室就新型冠状病毒感染的肺炎疫情防控工作召开新闻发布会，湖北省省长王晓东、武汉市市长周先旺出席发布会，针对人们最关心的问题进行了回答。

然而这个发布会被网友们疯狂吐槽的一个点在于出席发布会的领导的口罩佩戴。

有细心网友发现，湖北省省长王晓东根本就没有戴口罩，武汉市市长周先旺的口罩上下戴反了，而新闻发布会的主持人湖北省政府秘书长别必雄则是戴了口罩却没有遮住鼻孔①。

---

① 1 月 26 日湖北省人民政府新闻办公室新闻发布会. (2020 - 01 - 26). http://dw. chinanews. com/chinanews/live. jsp?id=2493.

在新冠肺炎疫情最严重的武汉，召开新闻发布会的领导口罩佩戴的失误，直接反映了他们防范意识的淡薄，给公众做了不良的示范。

在当前的互联网时代，重大公共卫生事件的新闻发布会往往被民众瞩目，大家可以通过网络现场直播在线同步围观发布会现场。因此，发布会的现场呈现至关重要。

那么在重大公共卫生事件发生时，新闻发布的各个环节应注意什么？如何把控新闻发布的现场？遇到意外情况时如何处理？本章将解决这些问题。

一、新闻发布的工作流程

一般而言，新闻发布的工作流程包括以下内容：

1. 会前沟通环节

会前沟通环节非常重要。一般因重大公共卫生事件而召开的新闻发布会往往会有来自不同部门、不同背景的嘉宾进行新闻发布，他们在发布会前基本没有时间碰头。为了能让新闻发布的口径一致，主持人和参与人应该就发布的内容、立场、态度等进行充分沟通、达成共识，否则就可能出现在发布会上各种信息互相矛盾的情况。

如 2020 年 1 月 26 日，湖北省人民政府新闻办公室的新闻发布会就出现了这种情况。关于医用防护物资的供应情况，同一场发布会上出现了"全面缓解"和"仍然紧缺"两种"打架"的口径。

在发布会上，武汉市市长周先旺说："我们的防护服、N95口罩和护目镜目前得到了很大的缓解。……目前，告诉各位记者朋友，最紧张的防护服在武汉市已经得到了全面的缓解。"但是，就这个问题湖北省省长王晓东则说："医用的防护服、口罩等这些防护物资现在是普遍紧缺的，尽管刚才周市长讲，通过各方面的努力，有所缓解，但是仍然是当前疫情防控工作面临的最突出最紧迫的问题之一。"

这样的口径不一致，让公众质疑湖北的真实情况。疫情当前，公众的信心非常重要，到底医用防护物资是紧缺还是得到全面缓解，这关系到公众对政府的信任问题。如果在会前双方碰头，了解下各自要讲的内容，统一一下口径，如可以说"全面缓解只在武汉地区，但从全省来看，还是比较紧缺的"等，这样公众就能理解。新闻发布会上出现的口径不一致再次暴露出湖北官方治理存在的问题。

2. 发布导入环节

这个环节由主持人介绍新闻发布者或其他嘉宾，并介绍发布会的议程。这个环节比较简单。在这个环节也可以宣布一下发布活动的注意事项，如提醒参会人员把手机调整到静音状态，以免突如其来的铃声干扰发布会，尤其当前很多发布会要进行视频直播，这种提醒尤为必要；又如请提问记者提问前通报自己所在媒体的名称，以便了解提问记者所供职的媒体机构，确定回答问题的力度和方向，并适当地区别境内媒体与境外媒体的回答口径。

3. 新闻发布环节

这个环节是新闻发布的重点。在这个环节里，新闻发布者按照事先准备的发布内容向媒体记者进行通报。

例如 2020 年 1 月 26 日湖北省的发布会就公布了很多有新闻价值的内容，如"封城"前 500 多万人离开了武汉，武汉正在建火神山和雷神山医院专门收治新冠肺炎患者，中央财政下达 10 亿元、省财政下达 10.75 亿元资金用于支持湖北开展疫情防控和药品物资采购，等等。

这部分通常是事先准备好的内容，发布者可以直接宣读，当然如果发布者能脱稿发布，现场效果会更好。

4. 提问互动环节

在新闻发布会上，通常在发布者进行发言以后，会有一个回答记者提问的环节，这个环节可以通过双方的充分沟通，增强记者对整个新闻事件的理解以及对背景资料的掌握。有准备、口语表达好、亲和力强的领导人与记者进行互动，能增强发布会的现场效果。

在答记者问时，一般由一位主答人负责回答，必要时，如涉及专业性强的问题，可由他人辅助。

发布会前主办方要准备记者答问备忘提纲，并在事先取得一致意见，尤其是主答和辅助答问者要取得共识。但要注意，不要指望现场记者只按准备的问题来提问，一个真正的好记者会力争使提问更有深度，所以现场完全可能会有不同角度的记者提问，甚至会有记者提出尖锐的问题。所以回答记者提问的人最好是对事件有很好的了解和会从全局来考虑问题的人。

在提问互动环节，对于记者的提问应该认真作答，对于无关或过长的提问则可以委婉礼貌地制止。对于涉及比较敏感的、不方便现场作答的问题可以委婉作答，不宜采取"无可奉告"的方式。对于复杂而需要大量的解释的问题，可以先简单答出要点，邀请其在会后探讨。

一般来说，在国内，大多数记者不会提刁难的问题。事实上，提问能够反映记者对发布会内容的理解、把握发布会的广度和深度，站在大众的立场提出争议点、重点、难点和大众关心的"点"，这样更有助于传播。

5. 总结结束环节

这一环节可总结发布会的主要内容，感谢嘉宾和媒体的参与。在这个环节，也可以把发布会上有失误的地方进行一下更正，尤其是涉及的一些数据、说法等。

如在 2020 年 1 月 26 日湖北省政府新闻办组织的发布会上，湖北省省长王晓东就湖北口罩生产回答记者提问时，出现了三次口误。第一次他说仙桃市的防护服和医用口罩生产具有一定的优势，年生产各类口罩 108 亿只，其中民用 8.8 亿只，医用 9.7 亿只。随后下面递了个条子，王晓东看了几秒钟后说刚才的口罩生产规模有点儿口误，不是 108 亿只，是 18 亿只。可之后，还有人递条子，省长又做了第二次更正，说湖北口罩的年生产能力是 108 万只，不是亿是万，单位错了。其中民用 8.8 万只，医用 9.7 万只。但是这个数字，也受到很多人的质疑。因为一家中等规模的口罩厂日产量就在 10 万只左右，湖北全省口罩年产量怎么可能才 108 万只？口罩，是当下非常重要的物资，其数目关系到物资的供应和保障，公众非常关心这一点。那么湖北的口罩生产能力到底如何？哪个数据是准确的？应该在新闻发布会总结环节最后再确认一下，否则舆论会对此产生不满，进而影响政府的形象。

6. 会后追问环节

当主持人宣布"本次发布会到此结束，感谢记者朋友的参与"后，往往会有记者冲向尚未离开的新闻发布者，对他们继续提问。这种追问有时发生在没有获得提问机会的记者身上，有时发生在已经有提问机会但希望继续深化问题的记者身上。

追问环节其实是新闻发布会的延伸。如果被提问人愿意回答，新闻发布会的组织者维持好秩序即可；但如果被提问人没有时间接受采访或不愿意接受追问，组织者应迅速将嘉宾带离现场，并和记者沟通，或让记者单独再约采访，或争取记者的理解使其放弃追问。

二、新闻发布现场控制的关键：主持人

在新闻发布活动中，主持人是话题的发起者，承担着消除来宾的紧张感、陌生感，使受访者以良好的状态接受媒体采访，消除怯场或不适应心理的任务；在新闻发布现场，主持人是媒体与嘉宾实现双向交流和沟通的中介。

随着网络直播的新闻发布会增多，主持人的随机应变能力、即兴的语言组织表达能力、现场调动能力、与媒体和嘉宾进行有效沟通的能力等都受到很大挑战，对主持人提出了越来越高的要求。

新闻发布主持人一般是政府新闻机构中的重要人物，知识丰富，有良好的表达能力、倾听能力及反应能力，外表大方得体。

在新闻发布会的现场，主持人要时刻关注现场的氛围，根据情况执行原定计划或者加以灵活调整，并充分控制和调动发布会现场的气氛。优秀的主持人必须具有强烈的现场意识，在主持过程中驾驭发布活动朝既定的目标发展，在整个主持过程中，引导发布会的走向。

一个好的主持人会将工作做在前面：首先是预防变数的发生，从实践来看，现场的突变往往是因为沟通不畅、考虑不周以及细节上的疏忽造成的，应该在准备时重点关注这些

方面；其次，要在事前做好充分准备应对突发事件，在自己头脑思维中制定"应急预案"，居安思危、未雨绸缪，在新闻发布过程中将危机意识贯穿始终；再次，要注意积累现场灵活应变的处理技巧，一旦出现意外情况，应当临危制变，处变不惊，从容大气，成功解决问题。

在气氛的控制上，主持人处于一个平衡的"重心"上，当气氛过于紧张时，可适当调节一下。

主持人需要注重文化底蕴的积累和不断补充人文社会科学知识、现代自然科学知识。这就需要主持人具备广博的学识和丰富的阅历，这是对主持人学识、思维、语言的具体要求，是主持人内在素养与外部语言能力的综合素质体现，也是加强应变能力的一个重要因素。

只有这样才能厚积薄发，在遇到紧急情况时发挥得体，处置有礼、有节，尺度适当。只有通过不断深入学习，不断吸取知识，并且温故知新，推进理论探索和创新实践，在学习中领悟、创造，不断地勇于尝试、敢于挑战，应变能力才会有所提高。

另外，主持人还可以用一些现代科技手段，比如做好示意图、三维图形，播放录像、幻灯片等，以避免干巴巴的新闻发布，帮助与会者更好地理解发布会的内容。在重大公共卫生事件中，尤其是涉及病毒等医学知识时，可以借助各种手段帮助公众把抽象的知识具象化。

三、现场的细节处理

1. 手语翻译

2020 年 2 月 4 日，北京市政府举办的新型冠状病毒感染的肺炎防疫工作新闻发布会现场首次配备手语翻译，受到了媒体的好评，并发挥出了示范效应。2 月 8 日，天津市召开的新冠肺炎疫情防控新闻发布会也新增了一名手语翻译，之后国务院联防联控机制新闻发布会也加配现场手语翻译。

抗击新冠肺炎疫情的战斗不能落下一个人，加配手语翻译能够方便听障人士获取更多更权威的信息，保持信息共享，参与社会生活。大疫就是大考，在这个特殊时期的新闻发布会，一个细节的变化，体现的是官方的周全，是对民意的重视，对民生的关切。

2. 还原式发布

天津市的疫情防控新闻发布会，已经不是第一次引发舆论热议。2020 年 2 月 3 日晚，"福尔摩斯式破解病毒传染迷局"的话题冲上了微博热搜榜，这条热搜下的视频内容是 2 月 2 日天津市疾控中心传染病预防控制室主任张颖在新闻发布会上对某百货大楼的 5 例确诊病例的详细分析。张颖全程脱稿、抽丝剥茧，构建出病例的关联性，还原了官方追溯路径。

舆论肯定了这样的新闻发布会给出的信息有效，新闻发言人的素质也得到了认可。这也成为疫情防控期间，地方政府重视信息公开、淬炼治理能力的缩影。

3. 回应百姓关切

在 2020 年 2 月 7 日的国务院联防联控机制新闻发布会上，在发布会即将结束时，主持人宣布增加回应网民环节。当日，专家对社交网络上"一次性口罩要不要微波炉消毒""接触多长时间会感染病毒"等网民关心的话题给予了解答。这一细节被人民网记者捕捉到，其在《国务院联防联控机制新闻发布会侧记：今天新增了一个回应网民环节》一文中说道："增加了一个回应网民环节，让大家眼前一亮。"

作为与公众最直接的沟通平台，新闻发布会担负着回应关切、消除疑虑、塑造形象、提振信心的责任与使命。连日来频繁冲上热搜榜的新闻发布会无疑都具备了新闻发布的基本要素：真诚、尊重、人文关怀。

四、新闻发布现场常见的应急情况及处理

1. 技术故障

新闻发布会常见的技术故障包括但不限于电脑故障和音响故障，有时会有跳闸的情况。出现技术故障时，应第一时间做出判断：此故障是否影响发布会的正常进行？如果不影响，可延后处理；如果影响，则要联系技术人员前来，可以

在解决故障的同时启用备用设备。无论哪种情况，都要做好相应的备选方案和应对，比如笔记本电脑准备两个、备份文件放在优盘等。

这类情况很常见，所以我们常能看到《英国副首相出席新闻发布会遇技术故障 工作人员跪地举话筒》① 这样的新闻。

如果无法在短时间内解决，则需要调整发布会的时间或地点。因此，在发布会召开前，应尽可能进行会前踩点、设备调试，确保在发布会上不出重大技术故障，出现小故障时能快速排除。

2. 口误问题

新闻发布会上媒体较多，一些嘉宾容易紧张，造成口误。一旦发现有口误情况，主持人应通过递送小纸条的方式提醒嘉宾改正；如果口误发生已有一段时间，但发布会还没有结束，可以选择在发布会最后总结时更正。当发布会结束后才发现口误，应在第一时间发出勘误信息，请媒体给予及时更正。

2020 年 2 月 9 日湖北省的发布会上出现了"新型冠状病毒属于 SARS 冠状病毒"的口误，虽然专家迅速通过媒体纠正，但仍然引发不少争议，有媒体紧急采访钟南山院士，再次澄清新冠病毒和 SARS 是"两回事"，一些网民也感慨"虚惊

---

① 英国副首相出席新闻发布会遇技术故障 工作人员跪地举话筒．（2015 - 04 -12）. http：//www. xinhuanet. com//world/2015 - 04/12/c_127680629_2. htm.

一场"。

　　主持人有时也会出现失误，如报错流程，面对这种尴尬状况，一方面要看主持人的专业素养，一方面要看现场工作人员的临场反应和配合。优秀的主持人会以机智幽默的形式自行救场，但如果很难救场，就只能按照错误的"剧本"走，然后后台的工作人员要赶紧根据主持人的口误去做出相应的安排。但记得最后要回到正确的流程上。

　　需要注意的是，发布会上的失误可以在后期通过其他信息发布方式来修正，但其造成的舆论反噬不仅会冲淡发布会核心信息的影响力，也会消解公众的信任感。

　　应该说，对于政府来说，重大公共卫生事件的应对就是一场全方位的应急大考，新闻发布工作是其中的重要一环，需要严谨对待。

　　3. 着装问题

　　一般来说，新闻发布会是正式场合，无论男士还是女士，都应该穿正装出席。

　　正装必须是有领的，无领的服装比如 T 恤、运动衫一类不能称为正装。男士正装中的领通常指有领衬衫。

　　绝大部分情况下，正装应当是钮扣式的服装，拉链服装通常不能称为正装，某些比较庄重的夹克事实上也不能称为正装。

　　正装离不开皮鞋，运动鞋、布鞋、拖鞋是不能称为正装的。最为经典的正装皮鞋是系带式的，不过随着潮流的改变，方便实用的无带皮鞋也逐渐成为主流。

男士正装是社交场合的重要穿着，不仅表现出个人的品位和气质，而且是自尊与尊重对方、自身修养特别是礼仪修养的充分展现。

女士正装款式以西装套裙为主。

要注意，新闻发布时无论哪种正装，其品牌标识都不应该突出，否则有为品牌打广告的嫌疑。

在重大公共卫生事件中，由于涉及疫情、污染等情况，戴口罩出席也是很常见的。而且，如果嘉宾是医生，穿着白大褂参加发布会也是可以的。

一般来说，新闻发布会的组织者应在会前提醒嘉宾正确着装。如果嘉宾在参加发布会时着装不正式，又来不及更换，可以先行致歉，如"因为时间来不及，从工地就来到发布会，没有换衣服，抱歉"等。

着装问题不光中国媒体关注，国外媒体也同样关注。如2020年2月18日，日本厚生劳动省大臣加藤胜信在记者会上介绍"钻石公主"号邮轮疫情时，全程未戴口罩、咳嗽不断，且用手遮鼻，被批评做出"最坏示范"①。而根据厚劳省发布的卫生提示，咳嗽时若没有佩戴口罩，应该用手肘衣袖捂住

---

① 郭涵．日本厚劳大臣镜头前未戴口罩不断咳嗽，被批"最坏示范"．(2020－02－20)．https：//www.jfdaily.com/news/detail?id＝213810.

嘴部,避免飞沫传播。加藤胜信直接用手捂的行为,恰恰是错误的。

4. 现场混入非邀请人士

由于新闻发布现场人数众多,难免有一些非邀请人士混入现场,比如假冒媒体记者领取资料,或者假冒圈内人士结交名人拍照合影等,甚至可能是来捣乱的。面对这类人员,新闻发布活动的组织者要做好甄别和防范。

对于那种进入会场没有第一时间签到而是到处观望,或者到签到台偷看签到表再报家门的人要警惕,要主动核实信息确认身份;不愿意出示名片或者名片模糊不清晰的要认真核查。对于身份模糊的可疑人员,为了避免尴尬和冒犯,可以请对方告知所属单位和姓名,然后出示名片,如果对方说没有携带,那么就联系所属单位的人员确认,或者请熟知此单位的工作人员来识别。

如果来人是闹事的,一定要冷静、迅速地应对。首先,出动保安将闹事者"请离"现场,如果保安还未到位,那么先由组织者出面进行警告并将其请出现场。然后,主持人要做出合适的应对,将现场的注意力重新转换到发布会上,让大家忽略掉这些不和谐的插曲。其次,其他部门要协同处理,对于闹事者要做好沟通工作,了解对方的利益诉求和目的,安抚对方情绪,避免事态升级,如果能第一时间处理对方的需求,那么就现场解决,并确保他们不会再次回到现场。同时，做好媒体方面的工作，说服媒体淡化或者不报道此次事件，如果媒体想要跟进或了解情况，那么根据具体事件去判断是否要告知情况和处理进程。

5. 记者提问环节问到尴尬、尖锐问题

面对此类问题，主持人需要判断此问题与发布会是否有关，是否方便回应。如果无关或者不方便回应，就请记者提出下一个问题；如果有关，主持人或发言人可以机智回应，通过转换焦点、暗示、讲段子等形式去回应这种尴尬提问。这对主持人或发言人的临场反应、表达能力有很高的要求，回应得当能给政府形象加分不少。

会后，对于提出尖锐问题的媒体也不要拉入黑名单，而是应该主动沟通，了解情况，以"大胸怀"化解成见，去修复媒体关系。

不难看出，一场发布会完全按照"剧本"走是很不容易的，为了保证策划的完美实施，我们不仅要考虑到各种细节和流程安排，更要具备应对突发状况的应变能力，并做好备选方案。只有全面的准备才能应对可能冒出的各种"考验"，才能成就一场不"翻车"的发布会。

五、新闻发布现场的把控原则

其实，在新闻发布的现场，考验的是组织者和发布者的媒介素养、新闻发布素养。重大公共卫生事件的新闻发布会，在现场把控上有以下原则：

一是注重兼顾事实与态度。诚信是新闻发布者最大的财富。新闻发布台上的表现，体现的是发布者的诚信与担当。无论学习多少发布技巧，最大的技巧就是讲真话。有评论认为，在公共卫生领域，以人为本，实事求是，应该成为一切部门的底线思维。教育部原新闻发言人王旭明撰文指出：新闻发言人和新闻发布会最该抓住的是什么？是事实与态度。必须强调，坚持党的实事求是精神和以民为本、真诚面对是新闻发言人和新闻发布会之根本。

比如，在 2020 年 1 月 30 日浙江省新型冠状病毒感染的肺炎疫情防控工作第四场新闻发布会上，浙江省经信厅一线巡视员凌云的"示弱"赢得了公众的好评。与很多官员习惯在发布会上大讲形势如何好、措施如何有效不同，他在发布会上谈了很多目前实际的困难，比如口罩的需求太大，目前全力以赴组织口罩、防护服、消毒用品的生产，但仍然很紧缺。比如产业链上的其他企业生产跟不上，像生产了口罩没有包装盒这种情况常有发生。在发布会上，他呼吁大家没必要买 N95 口罩，用一般医用口罩就可以了；呼吁大家进行捐赠，尤其是通过新开通捐赠渠道捐赠；等等。这种"示弱"，其实是实事求是、有一说一的体现，这正是新闻发布会的"核心精神"。

　　二是注重程序与情感的统一。发布会的提问者是新闻记者，受众是广大群众。新闻发言人通过发布及与记者的真实对话，完成传播事实信息与表达情感的任务。既然是对话，就需要平等与尊重，通过这个程序为公众解疑释惑、引导舆论，切忌回避热点、避重就轻，尤其不能一味地念稿。特别是重大公共卫生事件与民生相关度极高，新闻发言人既要深谙群众的信息渴求，又要体察当下的社会氛围、群众的情感诉求，与公众进行情感的连接。

　　中国社会科学院法学研究所研究员吕艳滨认为，各地政府的疫情信息公开，关键是要有需求导向，群众需要什么就公开什么，而不是拘泥于固定的法律条文。群众有需求，政府有回应，这才是好的政府治理。

　　三是注重灵活性与贴近性。新闻发布会组织程序繁杂，需要大量的前期准备工作：记者沟通、材料准备、统一问答口径等等，发布会的组织者应提前充分了解公众关切，根据舆情反馈和工作实际，提供扎实的、准确的数据材料信息。最终，发布者的台上表现是决定一场发布会优劣的关键。发布者要提前掌握关键要素，确保准确无误；会前通览稿件，会上直奔主题，表达尽量口语化。根据已掌握的信息情况，提供"稳、准、快"、贴近当下实际的信息。

　　此外，发布会的展示形式、表现方式都可以更为灵活。比如根据情况选择新闻发布会的场地，不要都在新闻发布厅里做。试想，在火神山医院现场做一场发布会，介绍方方面面的努力，也可以传递很多信心和勇气。

2003 年的"非典"加速了我国新闻发布制度的建设。当年，中央要求建立健全国务院新闻办、中央各部门和各省（区、市）人民政府三个层次的新闻发布机制。经过多年努力，三个层次的政府新闻发布制度已在全国范围建立起来，新闻发言人队伍不断壮大，新闻发布的及时性、规范性、权威性不断增强。

但是这次的新冠肺炎疫情事件仍然暴露出政府在新闻发布方面的一些问题，值得后续反思和改进。

中央反复强调，关键时刻，各级党委和政府要当好及时发布者、权威定调者、自觉把关者。希望在未来的每一个关键时刻，各级政府在面临重大公共卫生事件时能游刃有余，发挥组织建设能力，让新闻发布成为沟通民众、政府和媒体的有效桥梁和纽带。

▸▸ 媒体篇

第四章

重大公共卫生事件新闻发布的采访

"现在正值春节期间，人员大量流动，是否有可能因为人们不断从武汉去别的地方旅游，而导致更大的传播风险？"

"有一家英国的大学研究表示，根据上周的流行病学研究，预计有 2 000 人在中国受到感染，有没有预测过，现在有多少还没有得到治疗的感染人群？"

"我们看到这几天确诊的病例有激增的现象，请问一下早期的信息披露方面是不是不够充分？政府对疫情是否存在瞒报的情况？"

·············

这些问题在 2020 年 1 月 22 日国务院新闻办召开的新冠肺炎疫情防控新闻发布会上被记

者陆续提出。这是国务院新闻办召开的第一场相关主题的发布会，受到媒体的广泛关注。

媒体如何采访重大公共卫生事件的新闻发布活动？如何报道发布会？本书的媒体篇将用两章来说明白。

一般来说，重大公共卫生事件的新闻发布活动会发布很多信息，但不是所有的信息都能成为报道对象进入传播过程，因此，需要靠传播者发现并获取有新闻价值的信息并进行选择。这一过程，正是采访的过程。

最常用的采访方法是提问和观察，在重大公共卫生事件新闻发布中，这两种采访方法也是最基本的。

一、对重大公共卫生事件新闻发布活动的提问采访

提问作为一种采访的方法是指记者同采访对象交谈，通过双方的沟通与互动获得调查资料的调查方法。提问是最重要的一种采访方法，记者要报道各种各样新近发生的事实，就需要与采访对象打交道，而打交道的方式主要是提问，提问具有面对面的双向互动性。即使是以观察为主的目击式新闻，通常也离不开提问。

1. 重大公共卫生事件新闻发布活动提问采访的特点

在新闻发布活动中，一般是以一对多（一名新闻发言人对多名记者），或者多对多（多名新闻发言人对多名记者）的

形式发布新闻。这样的形式决定了在重大公共卫生事件的新闻发布中，提问采访有以下特点：

（1）机会稀缺。

一场发布会参加记者众多，但并不是每个记者都能获得提问机会。因此，参加发布活动前，记者需要提出能代表自己媒体水平的问题，一般提问水平高，问题被抽中的可能性就大。因此，在参加重大公共卫生事件新闻发布活动时，记者应该精心打磨自己的问题。

（2）互动缺乏。

一般来说，记者就算被选中提问也只能一次性提一个或者两个问题，新闻发布者回答问题的时候和回答问题之后，没有和提问记者互动的时间，即使记者没完全弄懂回答，或者有想进一步追问的内容，同一个记者通常也没有二次提问的机会，因而不能和新闻发布者展开互动。

（3）风格严肃。

重大公共卫生事件的新闻发布活动一般由政府权威部门组织，由一名主持人主持、多名新闻发言人接受提问并回答。在这样的场合，提问采访的人际化交流比较少，更多的是比较严肃的公务性质的采访。那种受访者放下顾虑、敞开心扉，与记者像朋友一样深入交谈的可能性几乎没有。因此，在这类事件的新闻发布活动中的提问基本上不会涉及关于情感的问题。如问采访对象事件发生时他的想法和感受，如"疫情发生后你感到害怕吗?"等等。

(4) 回答的强制性较强。

记者向采访对象提问是在进行一种特殊的人与人的交往,对采访对象来说,记者往往是一种突然的插入因素,他可以接受,也可以不接受;即使接受采访,他也可以多讲或少讲。然而在重大公共卫生事件的新闻发布活动中,当记者提出问题后,新闻发言人即使不愿意回答某个问题,也要机智地化解,而不能生硬地拒绝。

(5) 记者享有较少采访主动权。

参加重大公共卫生事件的新闻发布活动之前,记者一般很难提前充分了解相关背景,再加上提问机会有限,很多记者没有提问机会,只能被动地接受其他记者提问所获取的内容。

2. 提出有价值的问题

什么是有价值的问题? 在笔者看来,能收集到对自己的报道有用的素材的问题就是有价值的问题。在开始采访之前,记者应该知道,自己的报道要朝什么方向发展,然后通过自己的提问来达到这个目的。

一般来说,有价值的问题有:

(1) 关于基本信息的问题。

何人、何事、何时、何地、何因以及如何发生是最基本的要素。加上"受众关联性"这个要素,即要询问此事的意义和重要性。"谁会受到影响，会受到什么样的影响？"这个问题能为你提供关于影响面的素材。

如在 2020 年 1 月 22 日国务院新闻办的新闻发布会上，俄通塔斯社的记者就与俄罗斯有关的内容是这样提问的：

"中国和俄罗斯边境线非常长，为了遏制新型冠状病毒感染的肺炎疫情扩散，中方在靠俄罗斯领土的地区，采取了什么样的防控措施？中俄政府部门就这个问题保持联系吗？请介绍一下详细的国际合作的情况。谢谢。"①

这个问题就是一个很好的体现"受众关联性"的问题，同时还能扩展到新冠肺炎疫情防控的国际合作问题上。

（2）关于背景信息的问题。

弄清楚问题的来龙去脉，以及请采访对象解释专有名词或术语等。记者的任务是将行话翻译给受众，因此就需要让采访对象用记者和受众都能明白的语言来解释术语。作为记者，不要接受任何你自己都不能解释的信息。为了让报道更清楚明白，你可以用自己的语言来重新陈述这些信息，并征求被采访者的意见，看你的解释是否正确。比如说，你可以问"您的意思是不是……"或者问"您是否是说……"。

同样在 1 月 22 日的发布会上，新冠病毒的特点是什么这一重要的问题，由日本电视台记者提出。

①　国务院新闻办公室 2020 年 1 月 22 日新闻发布会．（2020 - 01 - 22）．http：//www.nhc.gov.cn/xwzb/webcontroller.do?titleSeq=11208&gecstype=1.

"刚才高福先生说这个病毒现在还处于不断认知的过程中，请介绍一下现在对这个病毒的了解情况，比如病毒的来源是什么、潜伏期有多长时间、危险系数有多大，特别是对儿童和年轻人的危险系数有多大。谢谢。"①

这些背景信息有助于人们了解这个病毒的特点，从而可以更好地防范。

（3）关于发展过程的问题。

从现在问到过去和将来。如目前值得关注的是什么？有什么进展？事件是如何演进的？将来还可能会发生什么？等等。

如1月22日的发布会上，新加坡《联合早报》记者的提问就很犀利，直接剑指武汉过去存在的问题。

"我们看到这几天确诊的病例有激增的现象，请问一下早期的信息披露方面是不是不够充分？政府对疫情是否存在瞒报的情况？谢谢。"②

（4）关于换位思考的问题。

记者可以和受众转换一下角色，设想你要是普通受众会期望得到什么样的信息，什么是普通受众所需要知道的和想要知道的。

---

① 国务院新闻办公室 2020 年 1 月 22 日新闻发布会．(2020 - 01 -22). http://www.nhc.gov.cn/xwzb/webcontroller.do?titleSeq=11208&gecstype=1.
② 同①．

由于重大公共卫生事件与老百姓息息相关，因此需要在新闻发布会上提出一些为老百姓释疑解惑的问题。如 1 月 22 日的发布会上，《经济日报》的记者是这样提问的：

"我想请教一下普通民众应该如何预防此次肺炎，有没有建议？比如我们高度怀疑自己是此次冠状病毒肺炎的情况下，可以服用一些什么药物来改善症状？如果确诊是此次肺炎，各地有没有专门的医疗机构或者是门诊来接收这些患者，会不会成立专门的医疗机构来救治患者？谢谢。"①

这个问题是从普通公众的角度问的，可以让民众知道如预防既有效又有操作性。

（5）关于正反两方面意见的问题。

请采访对象谈谈他对与一个问题相关的正反两个方面意见的看法。他赞成或是反对哪些意见？他对反对意见如何反应？

如在 1 月 28 日国家卫健委的新闻发布会上，德国记者提了这样的问题：

"我有两个问题：第一，有一些网传或谣言说，现在感染确诊的病例应该在 10 万左右，但是我们的官方数据是只有 4 000 多确诊病例，我们如何确认这 4 000 多确诊病例的数据是准确的呢？第二，有一些怀疑性的观点认为，在潜伏期病

---

① 国务院新闻办公室 2020 年 1 月 22 日新闻发布会.（2020 - 01 - 22）. http：//www.nhc.gov.cn/xwzb/webcontroller.do?titleSeq=11208&gecstype=1.

毒本身也是有传播力的,您对这一点如何评论?谢谢。"①

这个问题包括了正反两方面的情况,将传言和官方数据做了对比,让相关人士进行说明,到底如何确认数据的准确性。

(6)关于核实、验证的问题。

即使你知道问题的答案也要问,因为你需要引用他的原话,让他而不是你成为这条消息的来源。一定要反复核实被访者的姓名,核对当事人的头衔等。

如在 2020 年 1 月 22 日国务院新闻办第一场关于新冠肺炎疫情防控主题的新闻发布会之前,社会上有很多传言,因此需要在发布会上进行核实、验证。

"现在网络传言很多,我们很关心武汉现在真正的情况是怎么样的,是不是有一些关于网上说的'住不进医院'的病例发生?现在在外面的武汉人还建议春节回家探亲吗?谢谢。"②

这个问题提出了网上的传言,并请相关人士予以核实,这样有助于公众了解当时武汉的真实情况。

有价值的问题才能引出有价值的回答,像"你有什么感

---

① 国家卫生健康委 2020 年 1 月 28 日新闻发布会 . (2020 - 01 - 28). http://www.nhc.gov.cn/xwzb/webcontroller.do?titleSeq=11211&gecstype=1.
② 国务院新闻办公室 2020 年 1 月 22 日新闻发布会 . (2020 - 01 - 22). http://www.nhc.gov.cn/xwzb/webcontroller.do?titleSeq=11208&gecstype=1.

想"之类的问题很容易引出空泛的回答。因此，记者在采访时要考虑：我提的问题是否有价值？这个问题的目标是什么？能为我的报道服务吗？只有这样，才能尽可能地避免无效提问。

在对重大公共卫生事件提问时，需要注意的是不要在还没有完全弄清事实的情况下急于寻找事件的意义。提问中，关于事实是什么样的方面的问题比意义更有价值。

3. 提问的方法与技巧

著名电视节目主持人杨澜曾写过一本书叫《一问一世界》，说自己的工作是以提问为生，很形象地概括了记者工作的特点。在提问采访过程中，记者的主要任务就是提问与倾听：通过提问把握整个事件发展的逻辑主线，挖掘事实真相；通过倾听随时发现可能出现的新线索，不失时机地进行追问，获得更多的信息，从而更逼近事实的真相。

在重大公共卫生事件的新闻发布活动中，记者提问的方法和技巧有以下一些：

（1）提问要有逻辑。

因为这类采访活动通常是集体参加的，在准备问题的时候可以将想要对采访对象提出的问题进行梳理，分成几个板块，各个板块之间有一定逻辑关系，每个板块内部的问题也要有逻辑关系，避免东一下西一下。如果有记者提及自己准备的问题，则划掉已经问过的问题，点到自己提问时可以适时提出还没有人提过的问题。

如想在采访中询问某个事件的发展，大致就可分为经过、结果、原因、影响等几个板块，每一个板块里又可设计一组问题，这样就比较清晰。

（2）提问要具体。

在提问采访中，问题的设计不能过于开放、宽泛，应该具备一定的指向性，使采访对象能明白记者的意图，回答能集中在一定的有效范围内。

提出具体的问题有赖于记者的准备。

（3）提问的方法要多样。

1）开放型问题。

开放型问题指记者仅提示某一话题或访谈的范围，让采访对象自由发挥、畅所欲言，如"您对这件事有什么看法?"等。在重大公共卫生事件的新闻发布活动中，大量的问题都是开放型问题。

开放型问题就像问答题一样，不是一两个词就可以回答的，因此可以引出更多的内容。这类问题鼓励新闻发布者自由地谈话，让他感到放松。

以下是一些可以在不同场合使用的效果不错的开放型问题的例子：

引出观点、想法和感觉：

你如何被……（某事件或问题）所影响？

其他人如何被……所影响?

你听到人们对……说了些什么?

他们的忧虑是什么?

你认为这是什么引起或导致的?

你认为如果事情不发生改变,你们会失去什么? 会得到什么?

如果你有机会,你会与谁谈论这个问题?

你对于……最喜欢的是什么?

你对于……最不喜欢的是什么?

引出细节、故事:

你关于……最早(好)的回忆是什么?

关于……你记得的最可笑的事情是什么?

关于……最难的是什么?

能不能告诉我关于……的一个……时刻?

你能否对我描述一下……看起来(或听起来、闻起来、感觉起来)是什么样的?

事情是否有可能朝另外一个方向发展的时候?

你什么时候意识到……?

你如何决定……?

你是否愿意从头开始跟我讲一讲整个故事?

2) 闭合型问题。

闭合型问题指需要采访对象明确回答的特定的具体问题,

甚至有的只需要回答"是"或"不是",如"这件事是什么时候发生的?""您看到他是没有戴口罩吗?"等等。闭合型问题适合挖掘典型的情节、细节和核实材料。

闭合型问题有点像对错判断或多项选择题,回答只需要一两个词。闭合型问题可以让对方提供一些具体的信息,供记者做进一步了解;也能够让对方表明自己的态度。

有两个因素决定记者应该提开放型问题还是闭合型问题:其一是采访对象对问题可能会做出的反应。记者需要判定采访进行得如何,然后决定是否需要问一些具体的、可能令人觉得尖锐的问题。其二是采访时间的长短。如果采访一个时间很紧的重要的采访对象,应立刻进入采访的中心主题,因为这些采访对象以前很可能已经被采访了很多次,已经非常习惯回答这些具体的问题。

3)迂回式提问。

迂回式提问指在访谈中遇到障碍,对方回答不清或不愿回答时,放弃正面提问,而从侧面或反面提问,再引入正题的一种提问方式,西方人叫"漂近法"。迂回式提问的一般手法是先提出过渡性问题,然后逐渐"漂近"敏感问题(通常是那些会引起采访对象抗拒心理的问题)。这个过渡会使采访对象解除戒备心理,通过记者将敏感问题隐蔽在一般问题之后,最后在不自觉的状态下回答了记者的提问。

如1月28日国家卫生健康委的新闻发布会上,《中国日

报》的记者要了解医护人员遭受不良待遇的问题，如果直接
提问会比较敏感，而借"社交媒体报道"作为此说法的出处，
避免直接与新闻发言人正面碰撞，同时点到医护人员的心理
压力、物资短缺、食宿问题，让相关人士进行解答就不会显
得太刺激。具体提问如下：

"现在有些社交媒体报道，武汉一些医护人员面临非常大
的压力，有些面临精神崩溃，不仅仅是医疗物资短缺，他们
基本的食宿问题可能也得不到解决，请问如何采取措施来保
证一线的医务人员安心救治病人？谢谢。"[1]

4）激发式提问。

与激将法类似，通过设问、反问或故意错问，以激发对
方的情绪。如"请你谈谈你是怎么发出疫情的预警的？"可改
为"发出疫情的预警，你难道不害怕承担责任吗？万一预警
错误怎么办？"

通过激发感情，可以从另一个角度将新闻事实弄清，也
容易采访到有真情实感的事实。但使用激发式提问要注意语
言环境、采访对象的身份和理解程度，避免引起误解，导致
采访无法顺利进行下去。

5）引用式提问。

对于一些比较敏感或尖锐的问题，记者如果感到直接提

① 国家卫生健康委 2020 年 1 月 28 日新闻发布会.（2020-01-28）. http://www.nhc.gov.cn/xwzb/webcontroller.do?titleSeq=11211&gecstype=1.

出可能会引起采访对象的不良感受或让其感觉到记者不客观，可以借转述或引用别人的话来提出，让采访对象回应。如"有人说这么做是为了逃避，你怎么看？""你的竞争对手说你非法使用了商业贿赂，你对此做何回复？"等等。

又如记者采访一个有争议的决定是如何做出的，如果一开始就问："为什么没有更多的老百姓参与决策？"传达出来的潜台词就是记者认为应该有更多的老百姓参与决策，这样就显得不够客观，不如改成："一些人说应该有更多的老百姓参与决策，你怎么看？"

引用式提问相当于把记者从敏感、尖锐的问题碰撞中抽走，以一个中立者的身份来提问，这样采访对象也容易接受。

（4）适当追问。

在采访中，记者需要根据采访对象提供的回答对一些不甚清晰的信息进行追问。追问的方法有多种：正面追问，即直接指出回答不真实、不具体、不准确、不完整的地方，请采访对象补充回答；侧面追问，即换一个不同的角度、侧面或提法，来追问相同的问题；补充追问，即只问那些没有搞清、需要补充回答的问题；重复追问，即重提已经得到回答的问题，以检验前后回答的一致性。

不管采用哪种方法追问，只要促使采访对象更真实、更具体、更准确、更完整地回答了问题，就算达到了追问的目的。

在重大公共卫生事件的新闻发布活动中，追问一定要适时和适度。适时一般指追问应放到新闻发布活动之后或者快结束前进行，这是因为追问是一种比较尖锐的访谈形式，搞不好就会妨碍整个访谈过程的顺利进行。适度一般指追问适可而止，不要穷追不舍，因为新闻发布者有一定的口径，很多追问问不出什么内容，一味穷追猛打会让媒体和发布活动组织者之间气氛紧张。

二、对重大公共卫生事件新闻发布活动的观察采访

重大公共卫生事件的新闻发布会上，来自新媒体的记者编辑格外抢眼。

他们一边用摄像机全程记录发布会过程，一边用照相机抢拍照片，同时和后方密切配合，完成对发布会的视频直播和图文直播。这个过程中，他们得"耳听六路，眼观八方"，随时观察发布会的动向。

存储卡、无线网络、一部手提电脑、十根上下翻飞的手指，这就是网络现场直播的核心；每次提问、抢拍、挑照片、挂上网，都在几分钟之内完成。

无论是摄像还是摄影，采用的都是采访中的观察法。

1. 重大公共卫生事件新闻发布活动的观察及观察的特点

重大公共卫生事件新闻发布活动的观察是指记者根据一

定的调查目的，凭借自身的感觉器官和其他辅助工具，从重大公共卫生事件新闻发布现场直接搜集、记录资料的调查方法。通过观察，记者在新闻发布会的现场、新闻人物活动的现场进行目击采访，对新闻发布活动进行由表及里的观察与思考，借以印证线索，搜集素材，获得第一手材料。

观察有以下特点：

（1）观察的直接性。

在新闻发布会上，视频记者可以将现场情况拍下来，直接在视频中使用；而对于印刷媒体的记者来说，虽然在发布会上观察到的内容需要转化成文字，但这些文字应该是比较直观的，能让读者感觉身临其境。

如 2020 年 1 月 22 日国务院新闻办举办的首场新冠肺炎疫情防控发布会，从 1 月 26 日开始国务院新闻办或国家卫健委（或国务院联防联控机制）每天的新闻发布会，都有网络直播，用现场的视频把发布会上的内容原汁原味地传达给公众。

又如人民网的记者报道国务院联防联控机制新闻发布会的文字：

"不到 14 点，国家卫健委政务大厅的旋转门口就排起了长队，有的记者是直接从上午国新办发布会现场赶过来。自 1 月 27 日以来，每天 15 点召开的新闻发布会是对外发布疫情防控的权威信息源，吸引越来越多媒体关注。尤其今天，增加了一个回应网民环节，让大家眼前一亮。

"14:30分，工作人员启动了电动旋转门。大家一股脑涌进来，一不小心门卡在那里，动弹不得，但也没人肯退出来，工作人员只能用双手推，让门再转起来。先进来的记者占到前排座位，坐下就不敢再离开了。"①

从这段文字我们可以看出，记者在现场的观察非常直接，他用文字转换了自己观察的印象，令人如见其景。

（2）观察的综合性。

观察主要是通过眼睛对客观事物进行细致的审视，除了眼睛看之外，记者的观察还应该在大脑的支配下，调动起耳、口、鼻、舌等各种身体器官，对新闻发布活动进行多方面的审视、考察。只有这样，才能收集到足够的细节来进行展示和讲述。

在重大公共卫生事件发生时，一些特殊的情况下，新闻发布的现场并不是在新闻发布大厅，而是在事件发生现场或者事件的关联现场。对这些现场的观察有可能会比较复杂，会用到除了眼睛以外的其他感官。

如记者进入隔离病区采访，闻到什么样的气味，听到什么样的声音；又如有关部门邀请记者探访方舱医院，条件如何，伙食怎么样……这些信息需要记者进行综合的观察。

---

①　国务院联防联控机制新闻发布会侧记：今天新增了一个回应网民环节. (2020-02-07). https://baijiahao.baidu.com/s?id=16578876122918027708&wfr=spider&for=pc.

（3）观察的客观性。

事实是客观存在的，其发展的状态和性质，都是由事物内在矛盾所决定的，是不以人们的主观意志为转移的，记者不应该依照自己的意愿，戴着有色眼镜进行观察，而应该用客观的视点观察。

（4）观察的敏感性。

在现场观察中，记者要有一双机警、灵敏、锐利的眼睛，既能纵观万物巨变，又能明察秋毫，对于新闻事实，一眼就能看准，很快就能抓住。记者通过敏锐的观察能给报道增添色彩。观察能力的强弱，标志着一个记者业务能力的高低。

如在武汉客厅方舱医院投入使用的第一天，新华社记者进入采访，发回一篇基于观察的报道《新华社记者亲身探访方舱医院！》[①]，其中写道："B馆正在筹备，床位多为双层高低床，至少两床棉被、厚铺盖、加电热毯，还额外配备了军大衣保暖"，并配上了图片。这些细节体现的都是方舱医院的住宿条件。

因此，记者到达现场后，应该先花点儿时间四周看看、听听，甚至闻一闻，利用自己的观察能力和好奇心，判断事物的基本情况。

---

① 新华社记者亲身探访方舱医院！.（2020-02-09）. http://news.cnr.cn/native/gd/20200209/t20200209_524967521.shtml.

2. 观察的重点

（1）观察捕捉事物变动的态势，把握新闻事件的进程。

要注意观察事物变化的关键态势，从开始到发展，再到高潮、结局，这些关键点往往有具体生动的情节，对这样的情节应该完整记录。

有些重大公共卫生事件具有突然性，记者赶赴现场时，事件本身已经过去，但仍然有迹可循，有像可察，记者可以对现场残余的细节进行观察和记录，并从中推断出问题来。

（2）观察捕捉新闻事件发生现场的环境和气氛。

捕捉典型的场景、细节和现场气氛信息，是体现新闻报道生动感人的关键环节。对于广播电视而言，对新闻事实感性的传达正是其传播优势所在，记者要注意发现和捕捉这种瞬间印象。

（3）观察捕捉最能表现事物特征的细节以及人物的外表特征、动作和情绪变化等。

这些特征和细节往往包含着富有传播价值的信息。在现场捕捉这一事物区别于其他事物的标志、特点及其个性，是新闻报道成功的重要技巧。有特点，才有新意，才有生命力，才有吸引力。

如观察人物时，主要抓什么是这个人物的与众不同处。包括这个人的着装怎么样：新衣服？破衣服？最新的时装？长相如何：布满皱纹的脸？伤疤？浓眉？络腮胡？浓妆？金牙？他的言谈举止是怎样的：紧张得发抖？不断地眨眼？从不微笑？以及他的脸、头发、嘴、眼睛、耳朵有什么特别之处。受众能"看到"记者通过观察得来的信息。

3. 常用的观察方法

（1）选择恰当的观察位置。

恰当的位置有利于观察的清晰、准确和全面，对广播电视记者而言，关系到记者能否准确清晰地采录到需要的音响与影像，获取细节信息。因此，在关键的瞬间到来的时候，是否能抢占有利的观察位置对记者而言具有决定性的意义。另外，在可能的情况下，可变换观察位置，多角度、全方位地把握对象及其变化的准确信息；如果报道主体与环境的互动性强，或其整体场面宏大、运动范围广阔，则首先需要选择有较开阔视野的观察位置，寻找不易受到遮挡和干扰的观察角度；如果报道对象的细节具有重大的新闻价值，如其动作、神态、表情、服装等，则需要选择相对近些的位置。

（2）开拓观察的视野，灵活调动注意力。

在进行观察时，避免按照固有的思维和观察模式进行。观察是受注意力引导的，而注意力又受到主体心智的制约。观察绝不是被动的，而是伴随着思维的信息获取与处理交互作用的认知过程。这一过程受到观察者既往观念的引导，也受到观察者知识储备和思维能力的限定，并受观察目的的控制。在观察的现场，记者要充分调动自己的知识积累，发挥自己的思维能力，积极、主动、多角度、灵活机动地调动自己的注意力，而不能"一根筋"。

如一个新闻发布活动很多记者都在现场进行观察，但几乎所有记者都把观察的重点放在如何发布、现场反应怎样上，只有一位记者把角度放在采访新闻发布会的记者身上，观察视角一变，新闻的角度也就不一样了。

精于业务的记者都积累了许许多多有关的人物、事件、政策、观点等信息。在新闻发布现场，每当观察到一个新情况的发生，记者就会把它与过去储存的信息联系起来进行分析思考比较，将要报道的新闻事件置于同类事件中，进行权衡和鉴别，以发现事物之间的优劣异同，从而遴选和突显所要报道的新闻事件的新、活、特等新闻特性。当新闻事件呈现在面前时，记者不可胡子眉毛一把抓，必须把握其中的"闪光点"，即其中哪一点最具新闻特性，进行重点挖掘。

（3）确定恰当的角色定位。

一般情况下，记者以新闻发布活动的目击者和记录者的身份进行观察和采录。这样的身份有利于报道的客观性，消减与被报道者之间可能出现的对立关系，因而适于大多数的采访场合，是较常见的角色定位。

在某种情形下，记者也可以采取参与者的角色定位。这种角色定位，有利于获得和传播体验性信息，补充仅靠视觉所不能获得的信息内容，但一定要注意分寸，绝不可喧宾夺主。

（4）将观察与思考结合。

记者在现场观察的同时，要迅速通过思考分析判断信息内容和传播价值。有时，观察所涉及的仅仅是事物的表象，通过深入的思考才能认识事物的本质。思考能让记者发现新线索、新问题，便于记者不失时机地追问，以获得更多的发现。

第五章

对重大公共卫生事件新闻发布的报道

2020 年 2 月 25 日，广东省人民政府新闻办公室举行新闻发布会，通报广东省新冠肺炎疫情情况。重点介绍当前广东省疫情形势，以及应急响应调整为二级后如何做好下一步防控工作。广东省疾控中心主任邓惠鸿、广东省卫生健康委疾控处处长冯惠强、广东省疾控中心副主任宋铁和广东省卫生监督所副所长谭德平出席发布会，并回答记者提问。

关于这个发布会的报道，我们看到了有以下一些：

《广东省疾控中心主任邓惠鸿：二级响应不代表疫情警报解除》①《广东仍有 1 000 万人未

① 广东省疾控中心主任邓惠鸿：二级响应不代表疫情警报解除. (2020 - 02 - 25). https：//3g. 163. com/news/article/F68E0N5H00019K82. html.

返工返岗，警惕疫情局部暴发风险》① 《广东省疫情防控进入第二阶段，严防复工复产聚集性疫情》② 《广州 13 个出院后"复阳"的新冠肺炎病例是否有传染性？官方回应》③ ……

不同媒体对于同一个新闻发布会做出不同角度的报道，什么样的报道更容易吸引受众的注意？如何做好重大公共卫生事件的报道？如何区分谣言，做好新闻核实和新闻核查呢？本章将着力解决这些问题。

一、重大公共卫生事件新闻发布会报道的特点

重大公共卫生事件的新闻发布会是新闻发布者对近期公共卫生领域的重大突发事件中的新动态、新情况、新问题进行的介绍和解释。

重大公共卫生事件新闻发布会属于重要的会议，它和当前局势密切相关。因此，对新闻发布会的报道也属于会议报

---

① 王心昊. 广东仍有 1 000 万人未返工返岗，警惕疫情局部暴发风险. (2020-02-25). https://baijiahao.baidu.com/s?id=1659507461855225478&wfr=spider&for=pc.

② 李焕坤，谭铮，符畅. 广东省疫情防控进入第二阶段，严防复工复产聚集性疫情. (2020-02-25). https://baijiahao.baidu.com/s?id=16595023326661690234&wfr=spider&for=pc.

③ 李焕坤，谭铮，符畅，等. 广州 13 个出院后"复阳"的新冠肺炎病例是否有传染性？官方回应. (2020-02-25). https://mbd.baidu.com/newspage/data/landingsuper?context=%7B%22nid%22%3A%22news_9181523636362308678%22%7D&n_type=0&p_from=1.

道的一种，一般来说，发布会的内容就是报道的重点，有时会议的议题、程序，出席会议的成员，召开发布会的时间、地点等也会成为报道的热点。

这类报道有以下一些特点：

1. 社会关注度高

社会关注度是指社会对于包括人物、事件在内的种种情况的关注程度和热度。重大公共卫生事件因为涉及公众的生命健康和安全，社会公众对这类事件有天然的关切。因此，重大公共卫生事件的新闻发布会自然也就有很高的社会关注度。尤其在疫情暴发期，很多公众都会守在电视前观看相关新闻发布会的直播，以期第一时间知晓最新的情况。

2. 权威性强

在重大公共卫生事件发生后，政府承担起发布事件真相、稳定社会秩序的责任。而政府的权威发布主要通过各种新闻发布活动实现。媒体对于政府的新闻发布有极强的信任感，而媒体所做的报道也因为消息来源主要是政府而自带权威性。

通过对新闻发布活动的报道，媒体可以迅速广泛有效地传播信息，使公众了解事件真实情况，树立社会信心。

3. 专业性强

重大公共卫生事件与一般事件不同，它涉及比较多的专业性内容。虽然医疗、卫生与健康与人们的生活密切相关，但其中涉及的专业内容并不是非专业人士一下子能弄明白的，相关新闻报道应当注意疫情报道的禁忌和规范，避免产生不良的社会影响和不必要的信息焦虑。

因此，有医学背景的记者编辑参与报道对提高这类事件的报道水平很有帮助。掌握一定的专业知识不但有利于在重大公共卫生事件中抓住问题的实质，还有利于辨别真伪，判断事件走向。

4. 内容多元

重大公共卫生事件的新闻发布活动中，一般会邀请来自不同部门的权威人士与媒体面对面，发布多个内容，包括疫情通报、防治工作和应对策略、形势预测分析、政策发布及相关解释、科普知识和生活指导、疫情防治研究进展、防治成果等等。因此对媒体而言，一个发布会有可能形成多个报道主题。

二、选择重大公共卫生事件新闻发布活动的报道角度的方法

如前文所说，参加 2020 年 2 月 25 日广东省疫情防控新闻发布会的记者面对同一个新闻发布会，选择的报道角度有所不同。如何从繁杂的事实中选出最有价值的报道角度，是对记者功力的考验。有的人能慧眼识珠，选择独特的角度把一篇报道的新闻价值体现出来，令人耳目一新，引起读者对新

闻事实的高度注意，而有的人却因选择的角度不当浪费了宝贵的信息资源。

一般来说，选择新闻角度有以下方法：

1. 新闻价值法

新闻价值，是指事实的内涵能够在多大程度上引起受众普遍关注的素质（要素），以及其传递价值观的能力，是新闻传播主体衡量、选择新闻事实的依据。被新闻界公认的新闻价值五要素是：时新性、重要性、接近性、显著性、趣味性。

在重大公共卫生事件的新闻发布活动中，往往一次会发布多个新闻事实，记者应该着力选择有比较大的新闻价值的事实来报道。还以2020年2月25日对广东省政府新闻办的发布会的报道为例：

从新闻价值来分析，可以看出，第一个角度《广东省疾控中心主任邓惠鸿：二级响应不代表疫情警报解除》与受众的接近性不够，一般公众不太关注一级响应和二级响应的区别，所以这个报道的吸引力偏弱；第二条《广东仍有1 000万人未返工返岗，警惕疫情局部暴发风险》和第三条《广东省疫情防控进入第二阶段，严防复工复产聚集性疫情》是同一个角度，都突出了与受众的接近性，但第二条通过"1 000万人未返工返岗"把事实具体化了，显得更具有显著性，对受众的冲击力更强；第四条《广州13个出院后"复阳"的新冠肺炎病例是否有传染性？官方回应》提出了一个疑问，运用的是新闻价值中的趣味性要素（反常性也是趣味性的一种，这里更突出的是"反常"），也比较能引起受众的关注。

由此可见，在重大公共卫生事件的新闻发布活动中，选择不同的新闻价值取向来报道，取得的报道效果大不相同，因此记者需要对事实进行分析，找到更容易引起受众兴趣的角度。

2. 全局法

从全局视角来判断新闻事件的意义和价值。从社会角度来讲，记者在分析事件时应该有一定的特殊性，不能把自己完全等同于普通受众和当事人，不能目光狭窄地就事论事，应站在比较高的起点上进行社会思辨，以一种全局的目光进行分析，选择角度。

2020 年 2 月 27 日，广州市政府新闻办举办疫情防控专场新闻通气会。在会上，钟南山院士表示，21 世纪已经有三次冠状病毒的感染，凡是发现冠状病毒的感染，马上要严防扩散，这次就是一个极大的教训。假如我们在 2019 年 12 月初，甚至是 2020 年 1 月初能够采取严格防控措施的话，我们的病人将会大幅减少①。

这个新闻发布会也受到了很大的关注，因为这是第一次

---

① 钟南山：新冠病毒的来源仍不清楚，如 12 月初就严防病人将会大幅减少.
(2020 - 02 - 27). https://baijiahao.baidu.com/s?id=1659665254365985278&wfr=
spider&for=pc.

由钟南山这样的专家（国家卫生健康委高级别专家组组长）反思新冠肺炎早期的防控措施。记者从发布会的很多内容里，在钟南山讲话的很多内容里，抓住了"新冠病毒的来源仍不清楚，如12月初就严防病人将会大幅减少"这个内容进行报道，从另一个侧面说明了早期防控存在的问题。这正是一个记者全局观的体现。

有全局观的记者就像在天空中飞翔的鹰，能从空中的一点看向四面八方，视野广大，能找出更多更新更有价值的新闻线索，找准好角度。

3. 受众法

一篇新闻报道能不能引起读者兴趣，首先取决于新闻选题自身的价值，新鲜的、重要的、有趣的事物，读者自然会有了解的兴趣。如果报道的角度能够刺激受众的兴奋点，则会使重要信息顺利地被受众接受。

2020年2月2日，天津市疾控中心传染病预防控制室主任张颖在新闻发布会上，针对宝坻百货大楼暴发的疫情进行了全程脱稿的"福尔摩斯式"分析①。这个新闻发布会的这段分析彻底火了，为大家解开迷团的张颖也成了"网红"，后来也获得火线提拔。

在新闻发布会之后，很多媒体不约而同地选择了"破案"角度进行报道，如《天津市疾控中心传染病预防控制室主任

---

① 福尔摩斯式破解病毒传染迷局天津一百货大楼相继出现5例确诊病例. (2020-02-03). https://v.qq.com/x/page/s3060l7u2qe.html.

张颖：还原宝坻区百货大楼"传染关系网"》①、《天津疾控中心传染控制室主任张颖好棒，层层迷雾终被揭开》②，都获得了很高的点击率。这正是因为抓住了案例的悬疑性、故事性，用这个曲折的案例向受众直观地展示了新冠肺炎的传染性非同小可，对受众造成了极强的冲击力。

记者应该在报道中考虑受众的心理，从受众的角度出发，经常想想受众正在想什么、需要什么，也就是说，要抓住受众最关心的、最感兴趣的问题，这样做出的报道才能给人以启发。

4. 滴水见日法

一个重大的报道主题，或很有价值的重大事件，记者直接报道，可能不易把握其内涵，如果选择一些有说服力的具体事实，通过细小的却很典型的事实反映重大事件或问题，就像一滴水能映出太阳的光芒一样，新闻报道会变得生动、深刻，且有说服力。

2020 年 2 月 17 日，《北京青年报》的一篇报道《应勇上任几天，湖北的打法变了》③ 被各个媒体广泛转载。其中引发报道的一个点是发布会上的一个小细节："2 月 16 日下午，应

---

① 天津市疾控中心传染病预防控制室主任张颖：还原宝坻区百货大楼"传染关系网". (2020 - 02 - 13). http：//news. 72177. com/2020/0213/4519941. shtml.

② 天津疾控中心传染控制室主任张颖好棒，层层迷雾终被揭开. (2020 - 02 - 03). https：//www. thepaper. cn/newsDetail_forward_5758799.

③ 应勇上任几天，湖北的打法变了. (2020 - 02 - 17). https：//news. sina. cn/gn/2020 - 02 - 17/detail-iimxxstf2107431. d. html.

勇召开省防控指挥部指挥长会议。和以往新闻画面只出蓝底白字不同，这次会议播发了现场画面。"

从这个细节以小见大，能发现新任湖北省委书记对媒体态度的变化，进而通过这个小变化透视出更多的其他方面的变化，得出了报道的结论"湖北的打法变了"。

5. 媒体定位法

不同的媒体定位决定了新闻建构的不同角度。党报和市场化报纸，如《人民日报》和《南方周末》对同一新闻的报道角度是不同的；即使同是党报，由于行政级别或行政区划的不同，其新闻的角度建构也是有差异的，如《北京日报》和《解放日报》；同是市场化报纸，由于目标受众不同，其新闻角度的选择也会千差万别，如《楚天都市报》和《北京青年报》。

例如《人民日报》和《北京日报》2020年2月22日报道了同一个会议，但处理方式就不太一样（见图5-1、图5-2）。

两家报道的标题虽然类似，但可以看出《人民日报》的篇幅更长，报道更为详尽；而《北京日报》则篇幅更短，内容更为压缩。

不同的媒体定位在根本上就制约着或者规定着同一新闻在不同的媒体上的呈现会千差万别。同一个新闻源，受众不同则需求不同，新闻角度的建构就自然有别，不同的媒体对同一新闻源会按照自己的价值和市场定位取其能满足自己形象或者社会期待的信息进行选择和建构，从而实现自己办媒

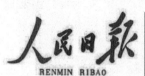
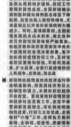

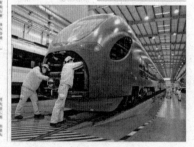

图 5-1 2020 年 2 月 22 日《人民日报》头版版面

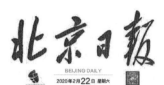

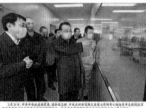

图 5-2 2020 年 2 月 22 日《北京日报》头版版面

体的理念。读者也会因此形成对这种角度的常规辨认，一看就知道一篇报道是什么类型的媒体的而不是其他的。

三、重大公共卫生事件新闻发布活动报道中内容的选择

1. 抓发布会中的重要内容

一般说来，每个会议都有一个或几个中心内容，记者在报道会议新闻时，应该从其中心内容入手。

要抓住发布活动的中心内容，记者应该做足功课，不打无准备之仗。参会前，一定要反复问自己这些问题：会议的内容哪些是读者所关心的？有没有影响很多人的情况出现？是不是有重要新闻人物出席？等等。

重大公共卫生事件的发布会不外乎就是这些主题：疫情通报、防治工作和应对策略、形势预测分析、政策发布及相关解释、科普知识和生活指导、疫情防治研究进展、防治成果等等。记者参会前要了解会议主要内容、参会主要人员等，尤其与许多领导和专家平时见面机会不多，如果他们之中有人参会，便是为记者提供了难得的采访机会。

要注意的是，一个发布会上内容庞杂、材料多、观点富集，记者比较容易迷失方向。因此，参会记者应该在做好充分准备的基础上，有目的、有针对性地参加发布会，这样才

能从纷繁复杂的发布会内容中抽离出来，抓到真正的新闻。

2. 挖掘新闻背后的新闻

就发布会新闻来说，如果新闻本身的价值较小，报道意义不大，在这种情况下，记者就不要把眼光盯在发布会上，而应该从发布活动中跳出来，通过发布会所提供的新闻线索去挖掘新闻背后的新闻。如记者可在会外专访一些发布会参加者，谈与发布会有关的问题、看法等；还可以采访会议组织者、工作人员，谈会议日程、安排等；也可以围绕会议主题采访会外公众，让他们谈谈自己的反应。

如 2020 年 2 月 21 日，意大利确诊了第一个社区传播病例后，疫情开始暴发式增长。意大利《共和报》稍晚时候根据新闻发布会上对此病例的行动轨迹的描述，进行了深入采访，追访、还原病毒传播的路径，制作了一个报道，引起了很大轰动。

通过《新冠病毒：第一例来自 Codogno 的 38 岁确诊者在 Lodigiano 传染包括其妻在内的 15 人，导致 250 人隔离》这个报道，人们可以看到一个"超级传播者"是怎样出现的[①]。

从报道中读者发现"一号患者"的感染力超级强（见图 5 - 3），跟他同一天确诊出感染的是他已怀孕 8 个月的妻子和他的一

---

① Coronavirus，i contagi nel Lodigiano sono 15：i primi sono un 38enne di Codogno e sua moglie. In isolamento 250 persone. （2020 - 02 - 21）. https：//milano. repubblica. it/cronaca/2020/02/21/news/coronavirus _ a _ milano _ contaggiato _ 38enne _ e _ un _ italiano _ ricoverato _ a _ codogno-249121707/？ ref = RHPPTP-BH-I249146878-C12-P1-S1. 12-T1.

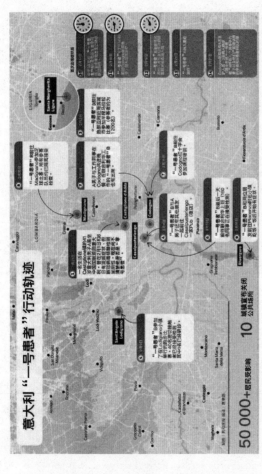

图 5 - 3　某公众号根据意大利《共和报》制作的汉化版本意大利 "一号患者" 行动轨迹图

资料来源：意里路·意大利·米兰首例确诊，意大利累计确诊 63 例新冠患者，"一号患者" 行动轨迹公布．(2020 - 02 - 23)．https：// mp.weixin.qq.com/s?_biz=MzUyODk4NjM4Nw==&mid=2247484742&idx=1&sn=7cad25ec15e63d7946b4bea10baef467&chksm=fa66bd3acd11342cf9eb8a4e6bf4085119783598&bdf1963b4d7318d74af150cc558a9a3c78&mpshare=1&scene=1&sharer_sharetime=1582887662491&sharer_shareid=8d999271bcfh314fc1a402d39b79100&exportkey=A0K9BR%2B%2Fye75C28rB3WUq7U%3D&pass_ticket=q9na%2Bkl7c DYImByRkcb4TtBPGwqzLHpKFNekmeYFQQxMoWrbvdUXBcK5vHa01Rk3＃rd.

个朋友；后来，他的家庭医生也被确诊了；他去看病的医院急诊室5个医生被感染；都灵的第一个确诊者跟他一起跑过马拉松；6个与他一起进行足球比赛的队友被确诊；其中1个被感染的足球队友是酒吧老板的儿子，后来该酒吧有14名顾客被确诊感染新冠病毒；一名意大利中部Pescara的朋友跟他一起吃过饭被确诊，而意大利其他地区确诊的病人大部分也都跟他居住的Codogno这个小镇有关。

这名"一号患者"近期一直在意大利没有出过国，虽然与一位从中国出差回来的意大利人用过餐，但这名意大利人的核酸检测却为阴性。世界卫生组织对此回应：与中国旅行者没有直接关系，意大利传染源成谜。

以上可以看出，记者从新闻发布会中获取线索，通过大量的会外采访挖掘背后的新闻，也是重大公共卫生事件报道常见的方式。

3. 捕捉会场上富有细节的事件或镜头

会场上某些富有细节的事件或镜头一旦被记者捕捉，相应的报道往往会成为会议报道的"鲜活货"。

细节可以是一句话。下面这个例子虽然不是重大公共卫生事件的报道，但也能给人启发。《人民日报》原总编辑范敬宜在《经济日报》工作时，曾参加江苏省宜兴市在人民大会堂组织的一次新闻发布会，这次会议邀请全国人大常委会副委员长费孝通参加。照理，地方政府在北京组织的新闻发布会数不胜数，根本不会引起中央级媒体的关注。只是因为费孝通的出席，才吸引到一些记者。这样的新闻发布会要写出亮点，非常困难。在宜兴市市长介绍完情况后，费孝通对经济发展与环境的关系发表了即席讲话。范敬宜抓住这个细节，用费孝通在发言中的一句话"我们能不能再给子孙五千年这样的环境？"作为导语，写成消息《再给后代五千年》，完全跳出新闻发布会报道的窠臼，寥寥 500 余字，语言精练，发人深省，在社会上产生强烈反响，成为发布会报道的样本。

细节也可以是一个动作。2020 年 2 月 18 日，广东省人民政府新闻办公室举行新闻发布会，通报广东省新冠肺炎疫情防控相关情况。记者发现，包括国家呼吸系统疾病临床医学研究中心主任、中国工程院院士钟南山在内的主席台上的人员戴着口罩相继入场，落座后即取下口罩①。记者敏锐地意识到，发布会是室内空间，钟南山和其他专家为何没戴口罩？对普通民众而言，有哪些场景可以不用戴口罩？围绕这些问题，记者进行了报道，取得了很大的反响。

由此可见，在新闻发布会中如果能抓住一些有意思的细节进行进一步的展开，放大细节，再补充一些背景信息，可以起到吸睛的作用，使报道在众多报道中脱颖而出。

---

① 细节：发布会上，钟南山取下了口罩 . (2020 - 02 - 20). https：//baijiahao. baidu. com/s?id=16590358661128399004&-wfr=spider&for=pc.

四、重大公共卫生事件的新闻核实和核查

2020 年 2 月 4 日，意大利卫生部宣布与社交媒体推特公司达成协议，合作遏制社交平台上有关新型冠状病毒肺炎疫情的假新闻，以避免假新闻在公众中造成恐慌。根据协议，推特平台搜索中将突出展示意大利卫生部的官方网站链接。意大利卫生部部长罗伯托·斯佩兰扎明确表示，必须对信息传播进行正确管理并打击假新闻。

荷兰传播学者克罗斯提出了这样一个"谣言公式"：谣言的流通量＝事件的重要性×事件的模糊性/公众批判能力。这个公式足以提醒人们，有关重大公共卫生事件的谣言更易传播。在人人都是信息源，信息以网络扁平化方式极速、大范围传播的社交媒体时代，谣言传播的危害性和破坏力更是不言而喻。

重大公共卫生事件发生后，与之相关的假新闻很容易在网络上迅速蔓延。在这次新型冠状病毒肺炎疫情事件中，假新闻就层出不穷。如鼓动用吹风机长时间吹脸和手、喝漂白水消毒这些对健康有害无益的伪科学，又如造谣冠状病毒"是人为策划的""是一种生物恐怖袭击""来源于生物实验室泄漏"等居心叵测的"阴谋论"。

虽然国外一些权威媒体和专家学者纷纷发声辟谣，但关

于疫情的虚假信息在国外社交媒体上的指数级转发和扩散，就像极具复制能力的病毒一样，迫切需要以与之相匹配的行动来应对。

这些假新闻引爆舆论热点后，往往生命周期较短，很快就会被挖掘揭露，于是在重大公共卫生事件中，我们经常能看到舆论反转事件频频上演。

针对这种情况，国家网信办 2016 年印发《关于进一步加强管理制止虚假新闻的通知》，要求各网站采取有力措施，确保新闻报道真实、全面、客观、公正，严禁盲目追求时效，未经核实将社交工具等网络平台上的内容直接作为新闻报道刊发。《通知》要求，各网站要进一步规范包括移动新闻客户端、微博、微信在内的各类网络平台采编发稿流程，建立健全内部管理监督机制。

其实，自从有新闻传播那天起，假新闻就一直如影随形。然而，全球媒体关于新闻真相的讨论似乎从来没有像现在这样热烈。移动互联网和社交媒体的普及彻底改变了新闻生产、发布的模式，大量的"用户生产内容"（UGC）充斥于网络，打破了专业媒体人在信息发布上的垄断地位。在这样的背景下，假新闻在自媒体与大众媒体及其"两微一端"的传播接力中实现了"病毒式"传播。

通过分析这些假新闻，我们可以看到，有一部分假新闻是由于一些媒体为抢时效、片面求快、不注重调查核实，将自媒体爆料直接加工成"新闻"发布而形成的。为了减少乃至杜绝在重大公共卫生事件中的假新闻，新闻报道过程中的核实和新闻报道后的核查必不可少。

1. 新闻核实

新闻核实指检验和查证新闻事实是否属实，这是记者在新闻采访报道中必须进行的步骤。虽然当前新媒体的发展日新月异，但并不意味着媒体报道要放弃新闻最核心的要求：真实是新闻的生命，报道要符合事实是新闻工作的第一职责，核实是最基本的报道手段。

从这次新冠肺炎疫情事件中有影响的大部分虚假新闻可以看出，媒体对虚假新闻的战斗任重而道远。

（1）部分性失实。

这类失实指记者在采写中因为核实不到位，导致新闻六要素部分不真实、报道细节不实，使新闻在整体上表现得不真实。这里面可能包括由于新闻事实复杂性、记者认识能力有限性导致的采编信息失实。

如"双黄连口服液可抑制新型冠状病毒"的谣言，是对中科院上海药物所、武汉病毒所 2020 年 1 月 31 日向媒体提供的《上海药物所、武汉病毒所联合发现中成药双黄连口服液可抑制新型冠状病毒》一文的误读。上海药物所称，这一结论是基于实验室体外研究的结果，研究团队通过实验室体外试验证明，双黄连有抑制新型冠状病毒的作用，下一步还需通过进一步临床研究来证实。但媒体报道时却模糊了"体外研究的结果",导致公众认为服用双黄连口服液可抑制新型冠状病毒,引起了抢购风潮。

在这个层面上,谣言和病毒一样,都通过传播产生危害。就重大公共卫生事件来说,在传播中阻击谣言也是对抗疫情的重要一环。换句话说,及时的辟谣和有力的科普,对身处疫情中的人们不可或缺。

(2)完全性失实。

这类失实指事件内容毫无事实根据,从而导致事件压根不成立,纯粹是无中生有、虚构新闻。这也是最恶劣的新闻造假方式。2020年2月24日,武汉市新冠肺炎疫情防控指挥部连续发布两份通告,从"解封"到"宣告无效",相隔仅3.5小时。于是有社交媒体称这3.5小时内有几千人离开武汉跑到了长沙,引起了长沙市民的恐慌。

红星新闻对这一事件进行了核实,并做了详细报道。当日中午17号通知下发后,或许确实有人想趁机离开,但根据通知内容,所有申请离汉人员均须向所在地的区疫情防控指挥部提出申请并经其批准后,报市疫情防控指挥部备案,随后才能携带相关证件至进出城通道的综合服务站点,进行相关检测并出城,"这套流程办下来,至少也得2天时间,3个半小时是不可能完成的,而且我们也没有收到任何申请离汉的备案材料"。

这样的报道迅速粉碎了谣言，平复了大众的恐慌心理。

2. 如何核实新闻

（1）大量调研。

记者在采访时应该尽可能多地了解新闻事件的背景，那些看似多余的信息可能帮助记者更好地了解有关事件或问题。如关于"双黄连口服液可抑制新型冠状病毒"的报道，记者如果多采访一些医学专家，从多个专家那里了解医学背景，就不太容易犯这样的错误。

另外，有了计算机与互联网，记者今天有比以往任何时候都多的调研手段，从搜索引擎、年鉴、百科全书到各种数据库、档案……网上的资源异常丰富。而这些资源在互联网时代之前往往得之不易。所有这些资源对记者收集新闻背景资料都非常有用。

（2）新闻来源的多样化。

记者核实新闻所遵循的一个经验规则是，单一来源不可能提供完整的信息，要尽可能多地从各自独立的来源核实信息。要牢记网上能查到的信息并不意味着就是真实的信息，记者需要核实所有信息的来源，判断其是否有足够的可信度，是否可用于新闻报道。

新闻报道的来源取舍是新闻核实工作中的一项重要内容。下列问题可帮助判断是否选择了恰当或最佳的消息来源：

＊消息来源如何得到其所知？（就其个人背景或专业背景

而言，他是否应该知道这些事情?)

＊如何通过其他来源或其他档案来核实这一信息?

＊消息来源的观点有多大代表性? 这个消息来源在过去是否可靠? 是否可信? 如"武汉'解封'3.5 小时 数千人跑到长沙"事件中，如果记者最早在朋友圈或群聊里发现这个说法时就启动核实，发信息给传播者要求提供更详细的信息，也许就会比较早地识别这条信息的真伪。

＊为什么使用这个消息来源? 是因为这样比较简便呢，还是他确实能提供有用的信息?

＊消息来源提供信息的动机是什么? 有时候可以通过动机来分析消息来源所说事实的真伪，要记住消息来源为了让自己脸上增光或者让自己减轻责任，常常会夸大或缩小事实。

（3）注意对逻辑和细节的质疑。

在报道中，记者应该对素材的真实性始终保持警惕。记者需要不断地对新闻事实和新闻线索的主体做真实性的验证；对新闻素材的重要细节进行推敲考证；考察新闻来源（采访对象）的可信度，辨别新闻事实的真伪和可靠程度。这里面的一个基本方法就是对逻辑和细节不断质疑。

（4）观察与思考结合。

提高记者的思想素质、知识水平和采访能力、观察技巧，是提高报道质量、避免新闻失实的根本途径。记者只有具备求实精神，增加与采访内容相关的知识储备，深入细致地采访和观察，才能把握新闻的全貌和实质，弄清事情的真相。特别是对人为的假象，持续与持久的深入细致的观察尤为重要。如可以采用多人多组多点重复对比观察法，对同一现象进行多人或多组同时观察，并采用观察对象的横向对比观察、观察时间的先后对比观察、观察位置的多点对比观察、观察内容的重复对比观察等形式，以便相互印证，纠正偏差。

3. 新闻核查

"新闻核查"（news fact check）一词近年来成为热词。什么是新闻核查？新闻核查与新闻核实（news fact verification）的区别与联系是什么？很多人都一头雾水。

新闻核查是指媒体对已经报道的事实进行审查核对，即记者应该在报道之前对所采访写作的新闻进行了核实，之后才能进行发布，发布后，本媒体或其他媒体对已经形成报道的事实进行审查。简言之，新闻核查就是对业已核实的新闻进行审查。

如果说新闻核实强调的是新闻采编人员的自律，是新闻报道不可缺少的环节，那么新闻核查就是新闻机构对新闻采编者的他律，是对有可能失实的新闻的再度审核，是一种对可能失实的新闻的纠错机制。

从历史上看，早在20世纪20年代，《时代周刊》和《纽约客》为了提升新闻的真实性和媒体的公信力，率先建立了事实核查制度，并设立了"事实核查编辑"的岗位。其后，这项制度逐渐被全美各大报刊广泛采用，事实核查成为新闻生产流程中必不可少的一个环节。

一个负责任的媒体发布的应当是经过核实与验证后的新闻事实，但近年来在移动互联网和社交媒体全面普及之后，由于发布权限下移，传播渠道多元，虚假新闻又有泛滥之势。这一现象不仅在我国出现，而且在新闻传播秩序相对成熟、完善的欧美各国也大行其道。

在此背景下，近年来一种专门揭发虚假新闻的事实核查类新闻（fact-checking journalism）应运而生，成为一个独立的新闻品类，甚至出现了一批以"政治事实"（PolitiFact）、"搜视"（Storyful）为代表的专门登载事实核查类新闻的网站。

如在新冠肺炎疫情事件中，为协力治理互联网上的疫情谣言，国内的丁香医生、百家号、北京地区网站联合辟谣平台等平台纷纷开设辟谣专栏，快速缩短了从谣言采集到调查和公布辟谣信息的过程。这些应对措施，让人们看到了互联网平台治理的力量。

值得注意的是，事实核查类新闻的参与者越来越不限于专业的新闻从业人员，利用移动互联网和社交媒体的"众包"机制对事件报道的真相进行核实，让作为现场的亲历者和第一信源的社交媒体用户成为新闻核查的参与者。

　　这一切都在表明，在重大公共卫生事件发生时，无论是新媒体还是传统媒体，新闻真实性和媒体公信力都是其生命线，通过报道者的新闻核实与新闻机构的新闻核查，媒体应该能够，也必须能够坚守住新闻真实的最后一道防线。

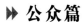

▶▶ 公众篇

第六章

重大公共卫生事件的新闻发布与公众

　　大疫当前，对每个人来说都是挑战，被"病毒""新冠肺炎""防疫"等话题包围着，被从媒体中看到的各种各样的信息搅动着情绪。

　　2020 年 2 月 12 日，《武汉晚报》的一则报道引起了争议。

　　这篇题为《"哭完还是好汉"，流产 10 天后她重回一线：总有人要拿起刀枪上战场》的报道（见图 6-1）讲述了武汉市中心医院后湖院区肿瘤一区疼痛科"90 后"护士黄杉在流产 10 天后就上一线抗疫的故事①。

---

　　① 武叶，马瑶瑶."哭完还是好汉"，流产 10 天后她重回一线：总有人要拿起刀枪上战场. (2020-02-12). https://www.sohu.com/a/372355171_347969.

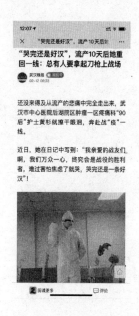

图 6-1 《武汉晚报》报道截图

有人认为，这样的报道传播了正能量，让人感动万分，更有勇气和信心对抗疫情。

但也有人认为，有悖常理的宣传，可以休矣；谁惨，谁牺牲大，谁就是感人的英雄，可以休矣。能在一线的都是英雄，所以不要再把光环往残忍的故事上硬套。

古人说，"风声雨声读书声，声声入耳；家事国事天下事，事事关心"。那普通人该如何关心新闻？特别是重大公共卫生事件与每个人息息相关，该如何解读政府发布的信息和媒体的报道？如何提高自己的媒体素养，在重大公共卫生事件中识别谣言而不陷入恐慌？本章将解答这些问题。

一、直击官方发布，保持适度恐慌

2020年2月3日，习近平总书记在中央政治局常委会会议上明确指出："当前疫情防控形势严峻复杂，一些群众存在焦虑、恐惧心理，宣传舆论工作要加大力度，统筹网上网下、国内国际、大事小事，更好强信心、暖人心、聚民心，更好维护社会大局稳定。"

对于公众来说，应该尽可能地看政府新闻发布活动的现场直播，以获得原汁原味的信息；而被媒体报道后的新闻发布活动，会有信息的衰减或者变形。

2020年2月24日，中国—世界卫生组织新型冠状病毒肺炎联合专家考察组在北京召开了一次新闻发布会，发布会的内容之一是通报此次考察的结果。

因为中国政府几十年来在控制流行病等方面的良好成绩，以及一贯大力支持世界卫生组织的工作，我国一直是世界卫生组织眼中的"优等生"。这次发布会上，世界卫生组织也是高度肯定了中国在此次抗击疫情过程中所做的努力，希望中国的经验可以帮助其他国家来应对下一步可能出现的全球疫情暴发问题。但原本正能量的一次发布会，却因为一句"翻译错误"，成为热点。

这句话就是考察组外方组长、世界卫生组织总干事高级顾问布鲁斯·艾尔沃德（Bruce Aylward）在说明现在的治疗药物情况时所说的："There's only one drug right now that we think may have real efficacy. And that's Remdesivir，as you've heard about."（见图 6 - 2）

In this country, outside, we have long lists of research projects and studies. But we've got to prioritize those things that could get the knowledge we need to stop this faster and the tools we need to reduce the morbidity and mortality. And I'll give you one good example. There's only one drug right now that we think may have real efficacy. And that's Remdesivir, as you've heard about. And Cao Bin is having trouble recruiting patients not just because the numbers are falling, but also because we're doing lots of other studies with things that are less promising. We have got to start prioritizing enrollment into those things that may save lives and save them faster. And that's a global issue, not China, it's a global issue.

图 6 - 2　世界卫生组织总干事高级顾问布鲁斯·艾尔沃德讲话文字版截图

这句话不复杂，正确翻译为："正如你们已经知道的，我们认为目前只有一种药物可能真的有效，就是瑞德西韦。"（现场的中文翻译也是以这个口径来翻译的，虽然把瑞德西韦念错了。）

但在之后发出的中文版通稿中，这句话被改成了："我们认为瑞德西韦可能有预期效力"，去掉了一个关键词：only。甚至在很多国内媒体的报道中，这句话被完全删掉了。

后来，世界卫生组织在微博上对中文通稿做了修改，并单独发了一条摘录特别说明"目前只有一种药可能有效，就是瑞德西韦"（见图 6 - 3）。

这个例子说明，媒体可能因为这样或者那样的原因在报

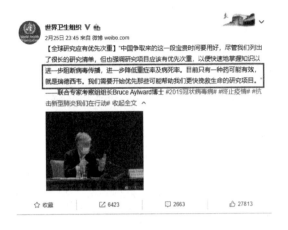

图 6 - 3　世界卫生组织微博截图

道时会出现信息损失或者不完全甚至歪曲的现象，要想了解真实的信息发布，最好自己直接关注发布会的现场直播。

这样可以第一时间及时沟通官方与民间舆论场，阻断谣言传播，为正确决策提供全方位视角与高可信度信息流。

另外，公众对于官方发布的信息应该有基本信任，但同时应保持适度紧张。尤其在重大公共卫生事件发生初期，适度的紧张能让人更好地应对可能到来的疫情。

《人民日报》微信公众号第一篇与疫情相关的内容推送是发布于 2019 年 12 月 31 日 14：20 的《武汉发现不明原因肺炎，不能断定是 SARS》，引用了武汉市卫健委网站通报疫情的说法。此后十余天，《人民日报》新媒体连续跟踪转发武汉当地媒体的信息，如《刚刚，武汉华南海鲜批发市场休市整治》《最新通报！武汉发现 44 例不明原因病毒性肺炎诊断患

者》《武汉确诊 41 例感染新型冠状病毒肺炎患者 死亡 1
例》等。

这些报道都来自武汉市卫健委的通报。如果在 1 月初，
公众看到这些报道后，能联想到"非典"时期的情况，出现
一定程度的恐慌，从而采取一些防疫措施，其实并不是件坏
事。遗憾的是，当时并没有出现这种适度恐慌，导致武汉的
疫情最后暴发。

恐惧是动物最常见的身心反应，是生物进化的必然选择。
因为适度的恐惧，恰恰是对生命的一种保护。遇见可能产生
的危险，那种"油然而生"的恐惧会让我们的身体快速应激，
从而实现躲避或逃离。

正因为恐惧和焦虑，人们才能重视和在意，这在疫情早
期恰恰很重要。因为这种焦虑、紧张等情绪是正常的，适度
的恐慌可以帮助人们规避风险，远离危险，更好地保护自己。

遗憾的是，类似的情况在意大利又重新发生了。

2020 年 2 月 21 日，意大利卫生部宣布新增 17 例新冠肺
炎病例，分别为伦巴第大区 15 起、威尼托大区 2 起。其中威
尼托帕多瓦出现 1 例死亡病例，为首个欧洲人确诊死亡病例；
其中 8 例为医院院内感染。意大利政府宣布关闭相关城市的
学校、公众场合，暂停公共活动。

为什么意大利会突然暴发新冠肺炎疫情？笔者认为一个
重要原因就是意大利国民没有保持适度紧张。

　　笔者在我国新冠肺炎疫情防控期间一直在意大利工作。事实上，意大利自从1月底宣布进入国家紧急状态后，就在各地设置了三套防疫系统协调运作。卫生部一套系统，民防部门一套系统，各大区主席又负责一套系统。这三套系统一直在不停地对外公布情况。哪怕之前有过争议，有说只公布重症人数，也有提议只对有症状的人进行检测，又或者说只有经过高级卫生研究所复测确定才算正式确诊。不管怎样，这三套系统貌似除了合作解决问题外，在对外公布数据时又各自为政，卫生部说不报总数，各大区民防却一刻没闲着，隔几个小时就开一次新闻发布会，公布最新大区内阳性患者人数、活动地点等情况。

　　意大利人虽然也关心新闻发布会，关心相关数字，但之后并不太在意。每天照样出门，清晨去咖啡馆和大家聚在一起喝咖啡。意大利确实几乎无人戴口罩，最起码在笔者所生活的这个距离米兰一个小时车程的北方小城没有。因为官方和媒体以及医生和专家都在告知民众，如果你病了才需要戴，没病则不需要戴。

　　2月21日，意大利政府发现疫情暴发点，立刻对11个小镇进行了隔离，意大利北部学校全部停课，病例个位数的大区停课一周。但2月27日，被隔离的沃镇市民还举行集会，抗议政府对该镇进行封锁（该镇当时已确诊78人）。而3月1日之后，除了北方三个疫情严重的大区停课外，中部、南部的大区先后宣布恢复学校课程，直到 3 月 5 日，意大利全部学校停课。

与疫情暴发后的中国政府和中国老百姓的雷霆手段相比，意大利民众对新冠肺炎疫情的重视程度是不够的。

一位很著名的意大利记者 Andrea Scanzi，在疫区跟踪报道多天之后，发表了这样一番个人言论，在意大利的社交网站上被大量点击①：

"新冠有两个特点：首先，这是一场大型流感，任何流感都有死亡可能，特别是对于老年人，据意大利医疗系统统计，普通的流感有 0.3% 的死亡率，如果把新冠肺炎归为流感的话，它有 0.6% 的死亡率，意味着是普通流感死亡率的两倍。普通流感本身就是危险的，新冠肺炎是流感两倍的死亡率，但是如果你免疫力好抵抗力强，又身处一个具有发达的医疗系统的国家，那么你不需要极度担心你的生命安全，平常心面对，相信自己的身体基础和医生的专业。其次，众所周知，新冠肺炎的传染性非常强，这是新冠肺炎的第二大特点。

"那么，为什么大家都在恐慌，最大最危险的问题在哪里——医疗资源。

"如果有几个人同时感染了新冠病毒，然后他们继续出门社交、工作、看球、看电影、看歌剧、逛超市，那么根据新

---

① Andrea Scanzi. Tutti parliamo di Coronavirus. (2020 - 03 - 01). https://www.facebook.com/pg/andreascanzi74/posts/.

冠肺炎的第二个特点，新冠肺炎会在短时间内感染整个国家的大部分人口，如果大家同时感染了，在医院的资源有限的情况下，那么死亡率就会迅速增加，因为会出现大量本来在医生的帮助下可以治好的病人，因为医疗资源的短缺，没有及时得到正确的治疗而离世的情况。

"所以其实可怕的不是病毒本身，而是不管多么发达的国家都只有有限的医疗资源，如果病人饱和甚至超出饱和，就会导致国家医疗体系整体瘫痪，医疗再发达也无计可施，救人都救不过来，这才是真正的危机。

"我们听到的读到的所有媒体新闻，都是媒体的歇斯底里，是媒体制造的恐惧，导致人民开始恐慌，做出清空超市、抢夺口罩等等这样让人类智慧归零的行为。

"目前在意大利所有被感染者中，一半都是症状轻微的甚至几乎无症状患者，不需要特别的住院治疗，只需要在家正常休息、正常作息，根据医嘱服药自我隔离就能恢复。一部分是真的病了需要治的，但是他们仍然可以在居家坚持吃药的情况下自愈，只有可能10%～20%的重症患者真的需要在医院进行监护治疗……"

大量民众受此影响，认为不需要太担心新冠肺炎疫情的问题，因而大部分人忽略了更为重要的个人防护问题，导致感染人数节节攀升，使意大利成为亚洲以外新冠肺炎疫情最严重的地区之一。

二、提升媒体素养，关注好的媒体

除了直接关注官方的权威发布以外，公众的大部分信息还是来源于媒体。因此公众应该提升自己的媒体素养，识别好的报道，避免受不良媒体信息的侵袭，从而科学地决策自己的行为。

好新闻要告知事实。新闻告知的事实，应该是尽可能真实的完整的信息，要有六个基本要素：When，Where，Who，What，Why，How（何时、何地、何人、何事、何因、如何发生）。

对照你看过的各种消息，它们是否具有这六个要素？如果没有，可能就不是条好新闻。好新闻只有深入现场，充分核实之后才能写出来。

这次的新冠肺炎疫情报道中，有几个媒体的表现非常亮眼。

中国人民大学新闻学院开设的"RUC新闻坊"微信公众号发布的《2 286篇肺炎报道观察：谁在新闻里发声?》称，"以财新、界面为代表的一批市场化媒体，将一线记者观察、多方调查采访相结合，对疫情有着更为多元的视角，在这次事件中表现突出"。"相比于党媒，市场化媒体和自媒体因其更亲民的定位和相对自由的操作空间，更注重对官方以外信源的挖掘和使用"，"引导着公众从客观、理性、多元的角度关注疫情，进而用媒体的力量推动着官方对疫情状况通报的逐步透明化"①。

这些来自武汉一线的现场报道，生动、具体、深刻，是好报道的代表；而那些根本不在一线、躲在屏幕后面四处扒信息，敲敲键盘，空发一通消息的所谓"新闻"，与这样的现场报道根本不可相提并论。

好新闻要有真实情感。新闻不是冷冰冰的，它不仅会给我们信息，而且会给我们情感。新闻中的情感，应该是基于人性的，尊重生命的价值，关注人的处境，激发人的同情，从而与读者产生共鸣。空洞的口号、虚假的情感、挑动的情绪，不是好新闻。

本章开头提及的新闻就不是个好的报道，新闻想宣扬医护们是多么崇高、伟大，但实际上这种报道并不符合人性，让人感到虚伪、麻木，甚至残忍。

好新闻有健全的价值观。作为疫情发生的重点地区武汉，当地媒体理应承担权威信源责任，然而其表现却难孚众望，舆论引导能力的偏差和不足，值得反省。

疫情发生前，当地媒体突出刊发违反科学常识的报道。

---

① RUC 新闻坊数据与新闻研究中心. 2 286 篇肺炎报道观察：谁在新闻里发声?. (2020 - 02 - 11). https：//mp. weixin. qq. com/s/xOUYUAZlOn3pvX7iCn1cPA.

如 2019 年 10 月 30 日,《武汉晚报》头版报道:"靠它防病作用有限 医患交流反增隔阂 中南医院急诊医护人员'摘口罩' 院方:'坦诚相见'便于拉近医患关系,并非一刀切"。

《长江日报》微信公众号 2019 年 12 月 31 日发布疫情报道《刚刚,武汉市卫健委通报肺炎疫情:尚未发现人传人现象》称,《长江日报》记者现场探访武汉华南海鲜市场,商铺正常经营,市民往来频繁。报道中配发的新闻短视频和多张新闻照片显示,仅有少数居民戴口罩。

更令人吃惊的是,武汉当地媒体于 2020 年 1 月 19 日、20 日相继突出报道《百步亭四万余家庭共吃团年饭 一万多道菜品映出邻里温情 二十届万家宴见证社区和谐》《武汉今起派送 20 万张惠民旅游券 大年初一到十五免费游黄鹤楼等 30 个景区》。《楚天都市报》更在 1 月 19 日的一版醒目配发万家宴图片。春节期间文旅活动新闻不但上了 1 月 20 日《武汉晚报》头版,下面还配了一条新闻导读《去一般公共场所不必戴 N95 口罩》。而就在人们捧读晚报的同时,钟南山院士已经明确示警新冠肺炎"人传人"。

2 月 12 日,武汉当地媒体的两篇推文再引舆论热议。汉网的《"疫"流而上,何不多给武汉市长暖暖心》,《长江日报》的《相比"风月同天",我更想听到"武汉加油"》称"奥斯维辛之后,写诗是残忍的"等等,一时引起全国舆论哗然。这之后,武汉《长江日报》报道了一位不幸去世的病人让人悲伤感动的事，标题是《病危时颤巍巍写下"我的遗体捐国家" 歪歪扭扭 7 字遗书让人泪奔》。很快，这篇报道招来了批评。批评说，病人的遗书是两行，第一行"我的遗体捐国家"，还有第二行"我老婆呢？"，一共是 11 个字，为什么标题只写"7 字遗书"？后面 4 个字问自己老婆的情况，就不是爱吗？就不让人泪奔吗？报纸选择其中一句作为标题，有意地忽略另一种爱，背后的价值观就是：奉献国家比关心亲人更有价值。在这种巨大的苦难降临到个人头上时，这是一种不够人道的价值观。

以上可以看出，武汉当地一些媒体的基本价值观不健全，舆情判断能力失当，这样的媒体很难赢得公众的心。

好的媒体应该能切切实实感受用户的所思所想，能站在公众的立场考虑问题，使公众不用承担额外成本即可获得所期望的结果。疫情具有突发性、传染性强和影响面大的特点，因而好的媒体进行报道时应更多地体现专业的服务功能。这表现在以下两点：

媒体报道要能提供可信的信息。即对公众来讲，在"谣言满天飞"的今天，在记者本身已经充当尽职的"把关人"的情况下，公众不需要再多花时间去甄别、去核实，只要看这一家媒体的报道就可以满足自己的优质信息需求。值得注意的是，由于涉及疫情的报道需要一定的医学健康知识，媒体报道时更不能采信单一信源，即使这个人是专家也必须由没有利益关系的独立第三方进行验证，这样的新闻报道才负责任，也才能可信。同时，具有一定专业性的疫情报道不应该仅仅满足于提供信息，更重要的是要帮助公众解读，提高公众警惕性。

媒体报道要使用公众能听得懂的语言。涉及疫情，难免会有一些专业术语，因此，媒体报道需要把这些专业术语转化成一般人能听得懂的语言。在这次疫情中，从信息传播角度而言，很多现实存在的问题或多或少都与媒体报道使用专业术语有关，譬如"不排除有限人传人"或"持续人传人风险低"，公众其实无法真正理解这些专业术语甚至还会形成误解。事实上，"有限人传人"就是承认人传人，但公众会把重点放在"有限"上，他们的理解可能就是不会人传人；同样，人传人风险低，公众就可能误解为"不会传染"，因而缺少警惕性。所以，媒体报道时一定要清醒认识到专家语言与老百姓语言的巨大差别，同时必须把专家的学术语言转换成公众可以理解的语言，在公开报道时少用或不用学术语言。

三、识别谣言，不做谣言的推手

一般而言，重大公共卫生事件比如"非典"、这次的新冠肺炎疫情等等，都会给公众带来巨大的恐慌和焦虑。在这样的恐慌和焦虑下，获取信息掌握事态的发展似乎能够让人们缓解恐慌和焦虑。因此，部分人会像抓住救命稻草一般不加分辨地信任听到的消息，不管这个消息是否真实，也不管这个消息是缓解还是增加了他的焦虑和恐慌。

而重大公共卫生事件的发生也意味着一个契机，一部分人希望从中得益，通过散播谣言、制造恐慌来创造获取利益的机会。在信息爆炸、传播渠道广泛、谣言传播非常快捷的当下，我们应该如何识别信息的真假？有以下一些方法：

1. 信息的来源

这是一个非常重要的信息识别途径，比如信息来源于某某知名报刊，或者是政府机构官网，又或者是私人微博转发等等，不同来源的信息可信度和有效度都是不同的，相对来说政府机构官网报道更具权威性和说服力，私人微博相对就比较缺乏信服力。

对于一些口口相传的消息，大可听过就算了。虽然传谣也是需要负法律责任的，但追责太麻烦，而且很多人对于口头传谣并不在意，因此我们不可避免地会听到别人说一些谣言。

对于一些自媒体或者比较小众偏门的公众号发布的信息大可以不看。一些自媒体或者公众号为了增加流量吸引目光，会使用一些偷换概念或者夸大言辞的方式来报道，因此不可信。

想要知道关于重大公众卫生事件的信息，最好还是关注比如《人民日报》或者央视新闻等权威发布。

谣言来源一般为不知名的作者，他们无认证信息，其消息常常以"真事！我的朋友是×××医院的护士……""我丈夫是×××医院的医生……"开头，来表明自己与事件的各种"间接"关系。还有一些来源则是那些常常不为自己发布的内容负责任的三手信息媒体。

相反，相对可靠的信息来源有：官方求证后的发布；有记者现场采访视频、采访照片的专业媒体；有真实姓名、跟事件有直接关系的发布者；历史发布的新闻信息。

比如这次新冠肺炎疫情防控期间，有传言称"俄罗斯证实新冠病毒系人工合成"，一时间，各种"阴谋论"四起。但仔细推敲这一传言，这是俄罗斯什么部门证实的？传言中根本没有相关的来源。经过媒体多方求证，俄罗斯卫生部回应，从来没有指出过病毒是人工合成的。

遇到这样来源不明的传言，基本可以判断，它大概率是谣言。

2. 信息打开方式

比如是单纯的文字信息，还是文字加图片信息；又或者是单独的视频信息，或者是文字加视频的信息；又或者是链接信息。这些信息的打开方式也都跟信息的可信度有关。比如说一般的政府机构官网会采用单独的文字信息，一些媒体会采用文字图片结合的信息，或者是文字图片视频相结合的信息，这些信息可以保证用户在打开信息浏览的时候比较直接，容易看到。相比之下，这些信息的可信度就比较高，单纯的链接信息就显得不是那么可信了。

　　谣言一般提供的图片很少，或者只有一张，没有其他角度；或者很模糊；还可能嫁接以前其他事件的照片，搜一搜图就能发现。另外，聊天截图是可以"制作"的，不建议作为参考；如果多人参与某个聊天或讨论，但却只有一人发声，没有佐证，也是可疑的。也不能完全相信音视频，因为音视频可能是配音的，或是通过不同视频剪辑出来的。

　　真实的信息一般会带有一些有争议的内容，因为它们不想被误解；即使一开始提供的信息不够完整，但因为是真实的，它们可以不断补充资料；真实信息的发布者一般是可以联系到的，无论是通过私信、电话还是事件现场等。

　　许多谣言的传播，并不是通过官方正规的途径进行散播的。更多的可能是在网络平台，如网络社区、评论区、微信、微博上传播。真实的信息一般来源于比较可信的渠道，如国内权威网站、政府机构网站等，很少第一时间通过非官方的社交渠道发布。

　　又比如说这次新冠肺炎疫情期间，网传"零号病人"是武汉病毒研究所研究生。但这个信息没有更多证据，且主要在网络平台上流传，经媒体查找此研究生和武汉病毒所澄清，多渠道证实完全是谣言，这位已经毕业的研究生身体健康，并没有患新冠肺炎。

这些只言片语的传言如果只在网上流传的话，是谣言的可能性非常大。

3. 信息排版格式

正规的政府机构官网信息的排版是比较大方得体的，比如标题比较简短醒目，标题下方会标注一些所属单位等等，在内容部分会有不大也不小的文字段落和间隔，在信息落款处会有日期和比较正规的单位名称。同样，很多媒体也会有这样的排版方式，但一些小道信息往往会把注意力放在标题上，会把标题做得非常吸引人，吸引读者点开，但里面的内容可能完全"货不对板"。

4. 信息的发布时机

重大公共卫生事件刚刚发生时，即便事件真相还有待还原，事件还没有节点性变动，事件发展过程中尚未形成新闻性的事实，受众也想知道突发事件的真相、进程和应对方式。在这个时候特别容易出现谣言来"满足"人们的信息需求。

接近真相有一个过程，事实信息在突发事件的初始阶段可能缺失，事件的基本要素可能残缺和模糊，这对于事实层面的新闻传播来说，是一个必须面对的困境和难题。同时，由于传统媒体报道版面和时段的有限，以及呈现新闻的特殊方式——对新闻比较完整的报道，公众所关心的信息未必能够第一时间在传统媒体上呈现。此时，需要有一定的手段来反击谣言的传播。

目前，媒体官微应在此阶段承担起"谣言粉碎机"的功能。因为媒体官微的报道不受时间和版面的限制，在一定程度上处于开放的状态，有助于参与和互动，加之媒体官微的文字可以更简洁，因此，媒体官微能够快速整合、报道突发事件的最新消息——这些消息未必是本媒体来源的消息，也未必是完全符合新闻规范的报道（如允许部分新闻元素不确定等，只要在报道中提示出这种不确定即可），只要能够反映事情的最新变动，同时以实时报道的状态出现，让受众感觉与突发事件发生了紧密联系即可。

同时，官微还可以承担辟谣信息的发布任务。当突发事件发生时，因为信息的有限和不透明，经常会出现各种谣言。对于媒体官微来说，及时性和权威性是其与谣言赛跑的两个法宝。媒体官微可以在第一时间对刚刚出现苗头的谣言正本清源、还原真相，从而防止谣言传播，保证在重大公共卫生事件中舆论的理性与平稳。

图书在版编目（CIP）数据

止于公开：重大公共卫生事件与新闻发布/许颖著 . -- 北京：中国
人民大学出版社，2020.5
（重大突发公共卫生事件应急治理丛书/靳诺，刘伟总主编）
ISBN 978-7-300-28082-0

Ⅰ . ①止… Ⅱ . ①许… Ⅲ . ①公共卫生-突发事件-新闻工作-中国
Ⅳ . ①R199.2 ②G219.2

中国版本图书馆 CIP 数据核字（2020）第 066937 号

重大突发公共卫生事件应急治理丛书
总主编　靳诺　刘伟
止于公开
——重大公共卫生事件与新闻发布
许颖　著
Zhiyu Gongkai

出版发行	中国人民大学出版社	
社　　址	北京中关村大街 31 号	**邮政编码**　100080
电　　话	010 - 62511242（总编室）	010 - 62511770（质管部）
	010 - 82501766（邮购部）	010 - 62514148（门市部）
	010 - 62515195（发行公司）	010 - 62515275（盗版举报）
网　　址	http://www.crup.com.cn	
经　　销	新华书店	
印　　刷	涿州市星河印刷有限公司	
规　　格	140 mm×210 mm　32 开本	**版　次**　2020 年 5 月第 1 版
印　　张	4.875	**印　次**　2020 年 5 月第 1 次印刷
字　　数	85 000	**定　价**　22.00 元

版权所有　侵权必究　印装差错　负责调换